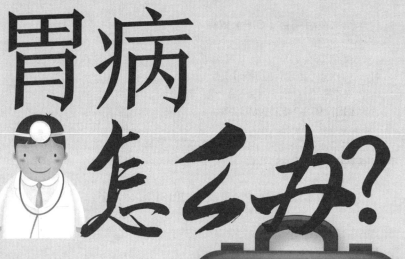

胃病怎么办？

佘世锋 / 编著

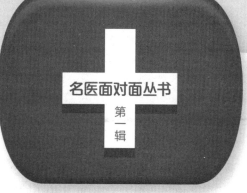

名医面对面丛书

第一辑

U0263201

SPM 南方出版传媒

广东科技出版社 | 全国优秀出版社

·广 州·

图书在版编目（CIP）数据

胃病怎么办？/ 佘世锋编著. —广州：广东科技出版社，2018.4（2018.11重印）
（名医面对面丛书. 第一辑）
ISBN 978-7-5359-6937-8

Ⅰ. ①胃… Ⅱ. ①佘… Ⅲ. ①胃疾病—防治—问题解答 Ⅳ. ①R573-44

中国版本图书馆CIP数据核字(2018)第069776号

胃病怎么办？

Weibing Zenmeban?

责任编辑：马霄行
封面设计：柳国雄
责任校对：罗美玲
责任印制：彭海波
出版发行：广东科技出版社
　　　　　（广州市环市东路水荫路11号　邮政编码：510075）
http：//www. gdstp. com. cn
E-mail：//gdkjyxb@gdstp. com. cn（营销）
E-mail：gdkjzbb@gdstp. com. cn（编务室）
经　　销：广东新华发行集团股份有限公司
排　　版：广州市友间文化传播有限公司
印　　刷：佛山市浩文彩色印刷有限公司
　　　　　（佛山市南海区狮山科技工业园A区　邮政编码：528225）
规　　格：889mm×1 194mm　1/32　印张8.625　字数220千
版　　次：2018年4月第1版
　　　　　2018年11月第2次印刷
定　　价：33.00元

如发现因印装质量问题影响阅读，请与承印厂联系调换。

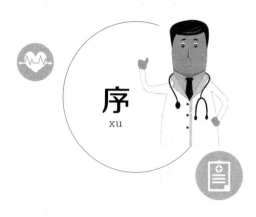

序

xu

改革开放以来，中国保持快速发展，经济总量跃升至世界第二。过去五年，中国以超过10万亿美元的经济体量实现中高速增长，对世界经济平均贡献率达到30%左右。

在"撸起袖子加油干"的当下，全面建设小康社会，实现全民健康是我们一起努力的方向。砥砺奋进的这些年，在快节奏、高强度工作压力下，管理健康显得尤为重要。目前，高血压、糖尿病等慢性非传染性疾病成为威胁民众健康的杀手，这些病呈现"三高三低"的特点：患病率高、致残率高、死亡率高，知晓率低、治疗率低、控制率低。中国人口基数大，高血压、糖尿病患者是庞大的群体，如果不控制好基础病，继发诸多并发症，对患者、家庭、社会、政府而言都是沉重的负担。此外，胃病、甲状腺疾病、颈肩腰腿痛的发病率也呈逐年上升趋势。

即使在北京、上海、广州、深圳等经济发达、医疗资源较为集中的地区，即使患者挂号看知名专家，由于时间有限，专家也来不及把更多的健康知识告诉患者，因此患者的健康教育需要在医院以外拓展更广阔的舞台。广东广播电视台南方生活广播品牌节目《名医面对面》，多年来成为听众信赖、专家认可的节目。近年来，在"互联网+"的大潮下，我们致力打造品牌节目，深耕传统电台节目，2013年打造公益品牌活动：大爱有声"爱心伴你行，百位名医进社区"公益行动，至2017年年底，共举办近两百场公益活动，走进中小学校园、老年大学、社区广场、图书馆甚至水上巴士，把名医服务送到大众身边。同时，在南方生活广播官方微信公众号（SLR936）、触电直播、粤听APP等助力下，打破地域的局限，让节目传播得更远更远。在2017年第四届全国广播电视民生影响力调查中，《名医面对面》获广播时尚生活类型10强品牌栏目称号；大爱有声"爱心伴你行，百位名医进社区"公益行动荣获广播电视品牌活动称号。

有人形容"电台节目像一阵风"，可听的节目随风而逝，尤其是中老年人，左耳朵进，右耳朵出，当时道理听得很明白，过了几天，听完也就忘了。如何把专家的专业知识变为可收藏、随时查阅的作品？书籍无疑是最值得信赖的朋友。南方生活广播与广东科技出版社是长期合作的战略合作伙伴，之前紧密合作出版的多套科普丛书，曾获广东省、广州市优秀科普读物奖。此次，我们再度携手，重磅推出《名医面对面》系列丛书，本次出版的是第一辑，共5本。

本套丛书的作者，都是临床一线的知名专家，包括：

《糖尿病怎么办？》作者：中山大学附属第三医院内分泌科主任、博士生导师曾龙驿教授；

《甲状腺疾病怎么办？》作者：广东省中医院内分泌科主任魏华教授；

《高血压怎么办？》作者：广州中医药大学第一附属医院心血管科主任李荣教授；

《胃病怎么办？》作者：广州中医药大学博士生导师佘世锋教授；

《颈肩腰腿痛怎么办？》作者：暨南大学附属顺德医院康复科主任尹德铭主任中医师。

以上五位专家，都是深受患者喜爱的好大夫，他们在繁忙的医、教、研工作中，抽出宝贵的时间，用大众容易读懂的通俗笔触，把深奥的医学知识解释清楚明白，把自我健康管理的能力交到患者手中。"授人以鱼不如授人以渔"，希望每位患者都学会管理健康，从容面对压力，掌握好生活节奏，做自己的"保健医生"，把健康牢牢掌握在自己手中。本套丛书的出版，受惠的是广大的患者、听众与读者，在碎片化阅读的当下，让我们一起回归书籍阅读，健康让生活更美好！

全国健康节目金牌主持人

南方生活广播节目部副主任监制、主持人、记者

林伟园

2018年元月

目录
Contents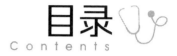

第五部分 **中医对胃病的认识 / 91**

第六部分 **胃病的其他中医疗法** / 163

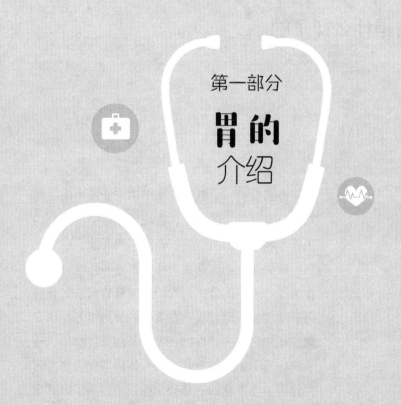

第一部分

胃的

介绍

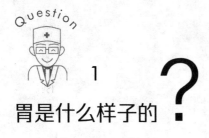

胃是什么样子的？

　　说到食物，大概没有哪个国家能像中国一样对它充满着极大的热情，在现代生活中，我们的工作不叫工作，叫饭碗；开除不叫开除，叫炒鱿鱼；嫉妒叫吃醋，连占个便宜都要叫作吃豆腐。作为美食大国的公民，我们熟知食物烹饪煎煮的每一个步骤，但对食物在人体内经历了怎样的变化往往知之甚少。食物，无论是蔬菜、水果，还是肉、蛋、奶，最后都会在人体内消化吸收，而胃作为消化系统的一部分，在其中扮演了极其重要的角色，因此我们有必要来了解一下胃的生理解剖及功能。

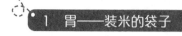

1 胃——装米的袋子

甲骨文中的胃的写法为 ，是个象形文字，像一个袋子里有"米"，在金文里就演变为 ，在米袋子下加了 （月，即"肉"），说明胃是像袋子一样装食物的器官。事实上，胃的结构也颇像一个有弹性的口袋，它的形态和大小随内容物的多少而不同，还可因年龄、性别、体位和体型的不同而有差异，刚出生婴儿的胃容量只有6毫升左右，1个月大婴儿的胃容量也只有100毫升左右，而成人的胃容量可达3000毫升，所以有经验的妈妈在喂养婴儿时总是少食多餐，而那些号称"大胃王"的人，他们的胃一般只是比普通人稍大而已。

胃是消化管各部分中最膨大的部分，它有上下两口，上口称贲门，与食管相接，是胃的入口；下口称幽门，与十二指肠相连，是胃的出口。胃的结构可以分为四部分：靠近贲门的部分称为贲门部；贲门平面以上，向左上方膨出的部分称为胃底；胃的中间大部分称胃体；在角切迹至幽门之间的部分称幽门部，是溃疡好发的部位。

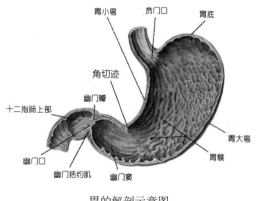

胃的解剖示意图

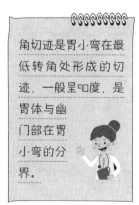

角切迹是胃小弯在最低转角处形成的切迹，一般呈90度，是胃体与幽门部在胃小弯的分界。

2 胃黏膜——密密麻麻的皱褶

人们在探知世界时，总是习惯于从自己所能见到的、熟悉的物体开始，再到目光所不及之处，比如宇宙，或者肉眼无法精确看到的物质，比如细胞、原子，然后一步步分析，以寻求未知物质的根本性质。在医学里，我们除了关注人体内大体的器官结构外，也常常关注显微镜下人体的组织结构。

在组织学中，胃由四层结构构成，由内向外分别是黏膜、黏膜下层、肌层和外膜。大家不必被这一长串的结构所吓到，在分析胃病的生理和病理时，我们最关注的是胃的黏膜，即胃内最里面的一层。

在介绍胃黏膜之前，大家可以回想一下我们平时吃的猪肚，在清洗猪肚时我们可以发现它的内壁有许多的皱褶，而人的胃与猪肚也很相似。胃黏膜形成许多不规则的皱襞，这些皱襞突出于胃腔，形态像褶皱的衣服。不要小看这些皱襞，这些皱襞就像一棵树伸出的枝丫一样，它间接扩大了胃的面积，增大了与食物的接触面积，这种现象在小肠内得到了极致的体现。

3 胃的两大法宝：胃蛋白酶原与胃酸

人的胃黏膜呈淡红色，其中含有丰富的胃腺，这些胃腺可分泌很多不同的物质，其中最主要的是胃蛋白酶原和胃酸。胃蛋白酶原是什么东西呢？它在胃酸的帮助下能变成胃蛋白酶，而胃蛋白酶，正是帮助我们消化食物中蛋白质的一种物质。

胃酸又是什么东西呢？胃酸是胃分泌的另外一种重要物质。胃酸是一种强酸，强到什么程度呢？我们日常喝的水一般是中性，pH值约为7，pH值越小就越酸。而胃酸的pH值在0.9～1.5之间，这种强酸浓度，可以腐蚀掉一把小刀。但细心的读者可能会问：胃酸这么强，为什么没有腐蚀胃黏膜呢？这是因为胃黏膜有多重保护屏障。最表面的一层叫黏液屏障，是一组黏液物质，它黏黏的，附在胃内皮上，胃黏液中含有碳酸氢盐，可中和胃液中的胃酸，减少胃酸及胃蛋白酶对胃黏膜的损害；第二层叫细胞屏障，由黏膜细胞组成，这些细胞能阻止H^+从胃腔回渗入胃黏膜；此外，黏膜细胞还有有力的后勤保障，即第三层血管网屏障，在黏膜下层有丰富的毛细血管，这些毛细血管不仅为黏膜提供了充分的氧和营养，还维持着黏膜下正常的酸碱环境，为表层细胞酸碱平衡代谢提供了强大的缓冲系统。胃食管反流或者胃溃疡患者的疼痛，就是因为这些屏障出现问题，胃酸的强腐蚀作用刺激黏膜引起的。

氢原子失去一个电子后即形成氢离子（用H^+表示），我们一般用氢离子的负对数表示溶液酸碱度，即pH值。氢离子浓度越高，则pH值越低，表示溶液的酸性越强；氢离子浓度越低，则pH值越高，表示溶液的碱性越强。常温下，纯水的pH ＝ 7，所以规定酸性溶液pH ＜ 7，碱性溶液pH ＞ 7，中性溶液pH ＝ 7。

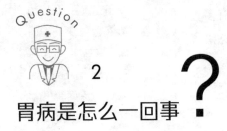

2

胃病是怎么一回事？

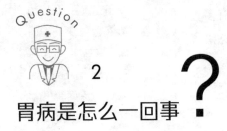 **1 胃里暖暖的**

　　在电影《这个杀手不太冷》里，有这样一段对话：

　　"里昂，我觉得我好像爱上你了，这是我的初恋，你知道吗？"

　　"你没有谈过恋爱你怎么知道这是爱呢？"

　　"因为我感觉到了。"

　　"在哪？"

　　"在我的胃里……感觉很温暖，我以前总觉得胃里打结，现在不会了。"

　　第一次听到"胃里暖暖的"并不是在电影

里，记得那是一个星期一的下午，一位年轻患者也曾说"医生，在这里看病，常感觉胃里暖暖的"，我当时正埋头于思考该如何劝诫这位小伙子"少喝酒，多吃饭"的问题（要知道，这个比开方遣药难得多），便草草地回答"你有点脾虚，喝的是一些温补的药，所以胃里才暖暖的"，如今，看了这电影，作为一个平时只关注医学的"刻板无趣"的医生，我才知道，原来除了药物会让胃里有暖暖的感觉外，甜蜜的爱情及贴心的治疗也会带来和煦温暖。胃是一个如此与我们生活和情绪相关的器官，那么，那些"胃里打结"的胃病到底是怎么造成的呢？

2 危险的习惯

我们知道每一种疾病都有它的前因后果，胃病也是如此，在我所接触的人中，那些平时饮食习惯不好、情绪不稳定、生活工作压力大的人往往更容易得胃病。

学生和上班族是最不注重饮食的人群，他们饥餐渴饮，也常风餐露宿，忙的时候吃饭如风卷残云般。其实这样的饮食习惯对胃非常"不公平"，因为胃是一个讲"纪律"的器官。比如那些常常饥饱无常的人，在吃得多时，他们的胃需要分泌更多的胃液来对食物进行消化吸收，而吃得少时，胃就只需要分泌较少的胃液。长期这样无规律地分泌胃液会损伤胃黏膜，那些常常狼吞虎咽、爱吃辛辣刺激性食物的人也给胃非常不好的刺激。

还有的人会问："医生，情绪不好也会得胃病，这是怎么一回事啊？"相信大家都会有这样的体验，当一个人生气的时候，必定茶饭不思，那些爱发脾气的人也常这样形容自己：气都气饱了。在中国词语中，"动肝火"的含义约等于"发脾气"，中医认为情志与饮食密切相关，这是因为中医讲情绪主要由肝控制，而肝属木，喜条达，就像春天的树木枝条喜欢生长舒展一样；饮食主要由脾胃控制，脾胃属土，主受纳、运化。五行里讲，肝木常克脾土，意思是：当木气太过（肝火旺）而土不足（脾虚）时，肝气可以横逆犯脾胃，导致脾胃出现问题，比如那些常常抑郁或者脾气暴躁的人，可能会出现身体两侧的胁肋胀痛（正是肝经循行的位置），同时他们也是胃病的高发人群。

除此之外，生活压力过大、长期食用对胃有损伤的药物、幽门螺旋杆菌（HP）感染等也是导致胃病的常见原因，总之，胃病的发生是多因素综合的结果。

3 胃病的常见症状

得了胃病，有的人常常说自己"肚子不舒服，却又形容不出"，而有的却"疼得死去活来"，还有的会"一直吐，吐到没力气"，这些病人的自诉都是胃病的临床表现。临床表现对疾病的诊断有着非常重要的作用，患者也需要了解，这有助于自行判断病情的严重程度，避免就医不及时、耽误疾病治疗的情况出现。胃病的常见临床症状有上腹痛、打嗝、恶心呕吐、餐后饱胀、早饱、烧心、黑便、呕血。

上腹痛

疼痛，通常是身体不舒服时，最早发出的报警信号，在临床上有着非常重要的作用。早期的胃炎疼痛不太具有特异性，所以很多人不重视，任其继续发展，则可能成为更为严重的疾病，比如胃溃疡、胃癌等。胃溃疡的疼痛比较有规律，胃癌的疼痛则更剧烈。

打嗝

说完了胃痛，我们接着说说打嗝。相信每一个人都打过嗝，打嗝可见于正常人，常常在暴饮暴食、精神紧张时发生，可以自然消失，无须特殊处理，但有的人打嗝就会打得特别严重，甚至随时随地都能打嗝。打嗝其实是因为各种病因刺激膈神经或膈肌，引起一侧或双侧的膈肌痉挛、收缩，胃气上逆，并伴有吸气期声门突然关闭，而发出一种短促特殊的声音。比如慢性胃炎刺激膈神经，或者胃部肿瘤压迫膈神经引发打嗝。此外，严重的脑部疾病、尿毒症、胸腹疾病亦可引起打嗝。

恶心呕吐

人们在谈论自己不喜欢的人时常常说"他让我恶心"，由此可知，"恶心"是一种多么让人讨厌的感觉，而呕吐多与恶心并见，我们每个人，或多或少都体验过恶心呕吐的感觉。有些恶心呕吐可见于正常人及孕妇，而几乎所有的胃病均可出现恶心呕吐，这是一个临床上比较常见和多发的症状。恶心常可伴有面色苍白、出汗、流涎等，呕吐是胃强烈收缩迫使胃或部分小肠的内容物经食管、口腔而排出体外的现象。

餐后饱胀与早饱

几乎所有的胃病均有可能出现餐后饱胀或早饱的症状，必须通过必要的检查、检验才可以明确餐后饱胀、早饱的原因，常见的有功能性消化不良、慢性胃炎、消化性溃疡。餐后饱胀、早饱通常与胃扩张、胃动力障碍以及胃敏感性增高相关。对于出现餐后饱胀、早饱的患者，在积极寻找病因的同时，可考虑给予促胃动力药，以改善症状。

🩺 黑便与呕血

　　如果出现黑便、呕血这些急重症状，可危及生命，必须及时到医院就诊。

　　黑便和呕血均是上消化道出血的主要症状，常见于消化性溃疡患者和急性胃炎患者。呕血均伴有黑便，黑便不一定伴有呕血。黑便是由于血液中血红蛋白所含的铁与肠内硫化物结合成硫化铁而使粪便呈现为黑色。一般情况下消化道出血量达50毫升即可出现黑便，胃内蓄积血量达250～300毫升才会出现呕血。如果是食用了动物血，或口服了铁剂或者铋剂等药物导致的黑便，那么请别惊慌，停止食用动物血、铁剂或者铋剂等后粪便的颜色就会恢复正常。

第二部分

关于胃病
不得不说
的事

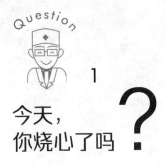

今天，
你烧心了吗？

　　泛酸、烧心是胃食管反流的主要症状，有人形容"严重的时候，半夜会被疼醒，心口像火烧一样难受"。胃食管反流是胃病中的常见病，是指胃内酸性物质或十二指肠内容物、胆汁等反流入食管，损伤食管所引起的泛酸、烧心、胸骨后疼痛等不适。

　　我印象最深的胃食管反流患者是一位25岁的年轻姑娘，她的胃病是自小就有的。她小的时候吃冰激凌也会拉一天肚子，工作之后，病情似乎更严重了，嘴里常常有泛酸的感觉，有时候运动弯个腰，上腹部也会突发烧灼感。来门诊的时候，她说："医生，我家可以去卖醋了。"

胃食管反流患者的泛酸是因为胃液上行到食管，但是正常情况下胃液是不会上逆到食管中去的，因为在胃与食管的交接处，有很多"阀门"限制胃酸上行，只有当这些阀门因为某种原因失效，胃酸才能反流入食管，侵袭、腐蚀食管，产生胃食管反流症状，使病人常常觉得自己胸骨后疼痛、烧心。因此其实也不是心在烧，是食管在烧，只是因为心脏部位在胸骨后，而食管的下段贴着心房的后壁，患者不能准确区分胸骨后不适感的来源，所以才会有烧心的自我感受。

　　有的人或许会问，那为什么姑娘连弯腰都会诱发烧心呢？那是因为人在弯腰或者躺着，或用力排便、咳嗽时，会导致腹内压增高，让反流物更容易"冲"到食管中去，所以才常引起症状加重。此外，吃肉、喝咖啡、喝浓茶、饮酒、进食辛辣食物、服用钙通道阻滞剂类降压药（苯磺酸氨氯地平、硝苯地平等），可降低食管下段括约肌（限制胃酸反流的阀门之一）的压力，从而导致反流物增多，引起烧心症状。

　　其实烧心并不可怕，药物控制结合饮食及生活调理，是可以治愈胃食管反流或者改善其症状的。许多年轻患者不懂得好好照顾自己，所以才使胃食管反流迁延不愈，越来越严重。

烧心患者攻略：

（1）一般在进食后1小时内避免平卧，夜间睡觉时建议头抬高30°，抬高床头。

（2）清淡饮食，避免进食油腻、辛辣食物，避免过饱，以增加胃排空。

（3）尽量避免食用可引起食管下段括约肌压力下降的食物及药物，如咖啡、浓茶、酒、辛辣食物、钙通道阻滞剂类降压药等。

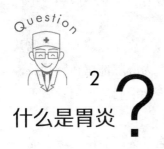

什么是胃炎？

2

因为医学的复杂，大多数患者对自己所患疾病并不是很了解甚至存在误解。作为医生，除了要有高超的医术外，还要有强大的思辨能力，以便与患者沟通。

有一次，一位40多岁的妇女来就诊，她慢悠悠地坐下来，看了我一眼，说："医生，现在的人得胃炎的真多啊，刚刚腹胀的那位是胃炎，呕吐的也是，我肚子痛，肯定也是胃炎，你随便给我开点药吧。"

我一听心里一乐，回答道："医生的字典里可没有随便，来，跟我说说你哪里最不舒服。""肚子痛。"

"还有什么吗？""没了。"

"有没有恶心呕吐？""哦，有一点恶心。"

"还有什么吗？""没了。"

"口干不干啊？""嗯，我口又干又苦。"

"多久了？""很久了。"

"很久是多久？""从我儿子结婚的时候到现在。"

"有没有1年？""有。"

"去做个胃镜吧。""不去。"

"现在你的症状不是很典型，有腹痛恶心，口苦口干，考虑还是慢性胃炎，这个病并不像胃食管反流有那么明显的泛酸、烧心症状，也不像消化性溃疡有那么典型的疼痛规律，最好做胃镜确诊一下。""不去。"

"你患病时间比较长了，需要去做个胃镜看一下，才能明确诊断。""呃。"

"慢性胃炎分很多种，有慢性浅表性胃炎、慢性萎缩性胃炎，还有肥厚性胃炎，需要做胃镜鉴别一下，所以如果一个医生只靠临床表现来判断疾病，则会很武断。"

"什么是胃炎？"

"胃炎是指各种病因引起的胃黏膜的炎症，就像手上的皮肤破了，可以明显看到皮肤发红和温度升高，发生在胃内，则胃黏膜上可出现水肿、花斑、渗出、糜烂等。"

"好吧，谢谢，再见。"说完，她挥一挥手，然后拿走了检查单。

3

什么是消化性溃疡？

消化性溃疡的故事，需要从我最早的一位患者——老李讲起。

老李是一位很出色的记者，在他40岁那年，我们开始有了交集。记得那是一个盛夏的傍晚，他因为腹部剧痛10分钟来看急诊。

据老李家人讲，他刚刚吃完一顿无比丰富的晚餐，还小酌了几杯。他面色苍白，头冒冷汗，拉着我的衣袖，声音低微："医生，我肚子痛，像刀割一样。"

一听到这个，我脑袋里便不由自主地浮现出"胃穿孔"这三个字，于是问道："你有胃溃疡病史吗？"

老李无力地点了点头："有，7年了。"

他的话更加佐证了我初步的猜测，于是我按照胃穿孔给予相关应急处理，老李的疼痛立即有了改善，又做了一些影像学检查，提示有胃穿孔的可能。

老李这种情况，我首先考虑胃穿孔，是因为穿孔是胃溃疡的常见并发症之一（另外还有出血、幽门梗阻、癌变等），它常在暴饮暴食后引发，疼痛剧烈，常呈刀割样或烧灼感。后来，我也仔细询问了老李的病史："你平时没什么症状吗？胃溃疡还喝酒？"老李回答："平时没什么，就是吃了饭之后痛一痛，大男人这点痛算什么！"我听了这话，不禁说："胃溃疡的典型疼痛就是饭后痛，你病情一直没控制住，还敢喝酒，谁给你的胆子啊？"听到这句话，老李呆呆地看着我，当时，作为一个年轻气盛的医生，我可能说话声音大了点，但这也结下了我跟老李十多年的友谊。

自从那次之后，老李自觉地隔三岔五来"看看"我，因为消化性溃疡是一种慢性疾病，有的人病史可达数年或者十余年，需要长期调理，但老李的心态十分乐观，每次来医院时总爱说：

胃溃疡与十二指肠溃疡的鉴别：

（1）疼痛的部位不同：胃溃疡的疼痛通常见于中上腹或偏左，而十二指肠溃疡的疼痛多位于中上腹偏右侧（这是由胃与十二指肠的解剖位置决定的）。

（2）疼痛的时间不同：胃溃疡的疼痛通常出现在餐后1小时内，经过1～2小时可以缓解，到下一次进食时再重复出现以上情况。而十二指肠溃疡多在餐前（空腹状态）出现疼痛，进食后疼痛反而可以缓解。

"哎呀，老佘，我又来看你啦。"我也会一本正经地说："欢迎常常来看我，但要少喝酒，少熬夜，不要来看病。"

到老李第一次胃穿孔时，他已有7年的胃溃疡病史了。而据老李自己讲，在他刚上大学时，常常跟朋友聚会，胡吃海喝，已有慢性浅表性胃炎的病史。慢性浅表性胃炎的疼痛没有什么特异性，所以那时候老李也只觉得自己胃口差，有恶心反胃的感觉，偶尔胃疼一下，忍忍也过去了，只是在精神压力过大或者熬夜后会出现症状加重，所以他并不在意。"现在想想，自己不重视，把比较轻的浅表性胃炎熬成了胃溃疡。"老李懊恼地说。

现实生活中，很多早期的慢性胃炎症状不太具有特异性，所以很多人不重视，任由其继续发展，成为胃溃疡。长期的胃溃疡，也可能会发展成更严重的疾病，如胃穿孔、胃癌等。但是胃溃疡患者也不必惊慌，只要我们好好照顾自己的胃，保证饮食干净节制，避免幽门螺杆菌感染，少饮酒，避免服用非甾体类抗炎药物（包括阿司匹林、部分止痛药和退热药等），注意生活小细节，就都会有一个健康的胃。

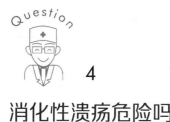

消化性溃疡危险吗 **?**

消化性溃疡除了会出现常见的慢性、周期性、有规律的疼痛外，更重要的是病情控制不好的话易发生多种并发症。并发症一旦发生，就有可能危及生命。消化性溃疡常见的并发症有上消化道出血、胃穿孔、幽门梗阻、癌变等。

1 最常见的并发症——上消化道出血

上消化道出血是消化性溃疡最常见的并发症，消化性溃疡患者如果过度疲劳、精神紧张、饮食不当都有可能诱发上消化道出血。当溃疡面破裂，或者溃疡侵及较大血管时，即可引起溃疡出血。

出血常常会引起人们的恐慌。在一般情况下，如果出血量达到每天50～70毫升，就会出现黑便；胃存储出血量达到250～300毫升，就会出现呕血；出血量大于400毫升，就会有心悸心慌的表现；而当急性出血大于1000毫升时，就会出现低血压、头晕等休克表现。

2 剧烈的疼痛——胃穿孔

假设眼睛可以看见胃的内部，则可以见到溃疡患者的胃黏膜有圆形或椭圆形的溃疡面，溃疡面上覆有黄白色或灰白色的坏死苔，如果用硬物去戳一下的话，会发现它们有的极脆。所以如果你是一个溃疡患者，还经常暴饮暴食的话，那得小心了，因为食物有可能会穿透溃疡面，导致发生胃穿孔。发生胃穿孔的时候，患者会感觉到剧烈的腹痛，就像用刀子割或者用火烧灼一样痛。当胃内容物漏入腹腔，把整个肚子都污染了，可形成弥漫性腹膜炎，这个时候局部的腹痛就会演变为整个腹部的疼痛。腹膜炎如果不及时治疗，细菌不断繁殖，还有可能会发生败血症甚至感染性休克，导致死亡。

3 能"上"不能"下"的痛苦——幽门梗阻

有大约4%的消化性溃疡患者可能会发生幽门梗阻，绝大多数幽门梗阻都是由十二指肠溃疡引起的。幽门梗阻就是胃通往十二指肠的出口堵住了，食物不能排入小肠，只能滞留在胃部。因为食物不能"往下走"，留在了胃部，所以患者会有上腹的饱胀不适；滞留的食物还会"往上走"，出现呕吐。幽门梗阻的呕吐量比较多，呕吐物是不含胆汁的发酵宿食，在呕吐后不适感会减轻。由于反复呕吐，不能进食或者进食过少，患者会发生脱水、电解质紊乱，从而表现为虚弱、乏力等。

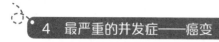

4 最严重的并发症——癌变

大家先不用惊慌，虽然消化性溃疡有癌变的风险，但是癌变率仅在2%～3%，十二指肠溃疡癌变较胃溃疡癌变少见。不过对于年龄大于45岁的患者，如果出现溃疡的节律性疼痛变为持续性疼痛，还伴有消瘦、食欲下降、药物治疗效果逐渐变差，以及粪便隐血试验持续阳性这些症状时，就需要警惕胃溃疡癌变的可能了。

消化性溃疡患者需要重视自己的病情，了解有可能出现的并发症，并且熟悉并发症发生的早期症状，尽早进行诊治，以免耽误病情。

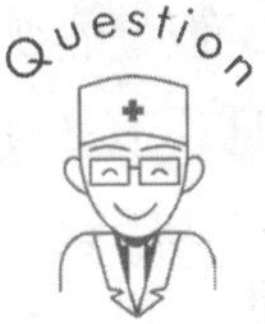

5 什么是功能性消化不良？

小年是我们隔壁家一个10岁的小男孩，他妈妈知道我是一个管“吃饭问题”的医生，就常常“恐吓”他说：“再不吃饭，就把你送到隔壁叔叔家去打针。”于是，这小男孩每次见到我，就像老鼠见到猫一样，还跟他奶奶说，佘叔叔和《猫和老鼠》里的杰瑞猫一样讨厌。终于有一天，这只“老鼠”掉到了“猫窝”里。

当时小年妈妈怎么“恐吓”加“诱骗”，小年也始终噘着嘴，不愿意吃东西。小年妈妈对我说：“他总是吃一点就不想吃了，怎么哄都不肯吃，最近都瘦了，睡觉也睡不好。”

“那有带他去做过什么检查吗？”我问到。

"做了，做了很多，都没有问题。"

我俯下身子，尽量用温柔的声音问："小年，你哪里不舒服啊？来跟叔叔说说，放心吧，叔叔不是杰瑞猫哦。"

"叔叔，我一吃饭肚子就胀，有时候肚子还有点疼疼的。"

我让小年躺着，屈膝，再按了按他的肚子，问："按着痛吗？"

"不痛。"

然后我跟小年妈妈说："我现在考虑小年可能是功能性消化不良，这个病临床检查、实验室及器械检查都不能发现异常，但会有明显的上腹胀、上腹痛、早饱、餐后饱胀等不适。"

"那现在该怎么办呢？"

"功能性消化不良，现在一般都是对症治疗，根据症状用些抑酸、促胃动力药或者抗抑郁的药，再就是平时生活中要规律饮食，避免精神过度紧张，保持愉快、轻松的心情。"

"好，那我明天就带小年去医院拿一些对症的药，对了，佘医生，你们家要养猫了吗？刚刚好像听你说到猫？"

"呃，是，我儿子说他最近想养只猫。"

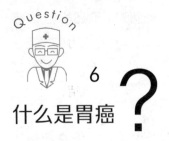

Question

6 什么是胃癌？

作为一个平凡的普通人，这个世界上有很多是我所想知道的，比如宇宙究竟有多大？我们看到的世界是真实的吗？明天的彩票中奖号码究竟是多少？……但是，作为一个医生，我最想知道的是，我们多久才能攻克癌症？

癌症常被喻为一个无法控制的恶意杀人狂，一旦癌细胞在体内被激活，它们便快速增殖，然后像野兽一样在体内横冲直撞进行毁灭式破坏。更为可怕的是，只有当这种恣意的谋杀已经破坏太多的正常组织后，人体才能够感觉到它的存在。胃癌也是如此，它早期无明显症状，只有少数人有恶心、呕吐或是类似溃疡病的上消化道症状，到了进展期才可见明显的疼痛与体重减轻。

我见过很多胃癌病人，最开始时，没有人愿意承认这件事，我爷爷也是，他说："我不会得这个病，家里从没有人得过，肯定是医院搞错了，而且我只是有些腹胀而已。"那时候我还只是医学院的学生，看着那些病理检查单，心里的那种无力感，真令人绝望。

我爷爷是个非常会生活的人，对什么都充满了热情，天还没亮就早早起床做一些精致的手工，晚上还会念书给我们听。自从得病之后，他便再也不喜欢这些了，模糊的记忆中，他总是独自坐在藤椅上，一坐便是一整天。有时候我以为他睡着了，轻轻走过去，只见他用手按着自己的肚子，额头上早已是细细密密的汗，我知道他又开始疼了，连忙跑回屋去拿那些小小的白色药片，但是我知道癌症的疼痛不同于普通的炎性疼痛，那药片也只能短暂地缓解……

多年之后，我从医学院毕业，成为一名消化科医生，我清楚地感知到医学技术在不断发展。可是，这个世界上，人类的认识总是未知大于所知，不得不承认医学是有局限的，医生并不是无所不能、无所不知的。癌症晚期，包括胃癌晚期仍没有完全治愈的方法，但是胃癌患者也不必因此悲观绝望，目前，虽然医学界还无法攻克癌症，但是现在有很多手术、介入疗法、放化疗手段及中医药治疗等，可以大大延长胃癌患者的生存时间，提高生存质量。

癌症，永远是一个沉重的话题，胃癌起病隐匿，早期无明显的特异性症状，极易漏诊和误诊，所以警惕胃癌的早期症状，做到早期发现、早期诊断、早期治疗无比重要。

你是胃癌的高危人群吗？

A. 年龄＞40岁，有胃癌家族史，生活在胃癌的高发地区。

B. 生活习惯差，吸烟、饮酒、饮食不规律，经常食用霉变、腌制、熏烤的食物，缺乏新鲜蔬菜及水果。

C. 曾有癌前病变，如慢性萎缩性胃炎、胃溃疡、胃大部分切除术后及胃息肉。（需定期复查胃镜）

D. 胃镜下活检胃黏膜组织，伴有不典型增生。（重度不典型增生需进一步复查，及时就诊。轻度不典型增生，需治疗后短期内再次复查胃镜，以便发现早期胃癌）

具有1项以上上述情况，那就属于胃癌高危人群。当高危人群出现以下状况时，需警惕胃癌的可能，及时行胃镜、活组织病理检查，必要时做上腹部CT等检查，以进一步明确诊断。

（1）40岁以后出现中上腹不适或疼痛，无明显节律性，伴明显食欲缺乏和消瘦。

（2）胃溃疡患者，经严格内科治疗，溃疡不愈合、症状无好转者。

（3）慢性萎缩性胃炎伴有肠上皮化生及不典型增生，经内科治疗无效者。

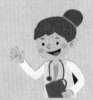

（4）胃镜检查，胃息肉＞2厘米者。

（5）中年以上，出现不明原因贫血、消瘦和粪便隐血持续阳性者。

与胃有关的癌前病变有哪些 ？

癌前病变是指发生癌变危险性明显较高的疾病，也就是说与其他非癌前病变相比更加容易转变为癌的疾病。常见的与胃有关的癌前病变有巴雷特食管、慢性萎缩性胃炎、胃溃疡、胃大部分切除术后及胃息肉。患者应该警惕这些癌前病变的症状，尽早发现、诊断和治疗癌前病变，避免疾病进入癌症阶段。

巴雷特食管是胃食管反流的一种并发症。主要表现为胃食管反流的症状，如烧心、泛酸、胸骨后疼痛和吞咽困难。目前认为，巴雷特食管容易发生癌变，每年约有0.5%的癌变率。

慢性萎缩性胃炎是指胃黏膜固有腺体萎缩，

甚至消失的一种胃炎，常伴有肠上皮化生及异型增生，与胃癌的关系十分密切。慢性萎缩性胃炎的癌变率为2.5%，在胃癌高发地区的癌变率可高达6.6%。其临床症状一般表现为上腹部的疼痛、胀满、嗳气、食欲减退等。

胃溃疡在临床上有2%～3%的癌变率。对于年龄大，溃疡直径＞2厘米、边缘不规整，溃疡底部凹凸不平、污秽，胃黏膜皱襞中断，胃蠕动异常者，尤其需排除恶性溃疡（可疑胃癌者）的可能。对于考虑为良性胃溃疡者，规律治疗2个月后，需常规复查胃镜，了解溃疡的愈合情况。

胃大部分切除术后的患者，尤其是毕罗Ⅱ式手术患者，残胃炎发生率明显增加，反复的炎症刺激，可导致残胃组织癌变，时间通常发生在胃大部分切除术后10～15年，形成残胃癌。

胃息肉是胃黏膜面的一种赘生物，大部分为增生性，小部分是腺瘤性。增生性息肉癌变的概率较小，而腺瘤性息肉则有较大癌变的风险，尤其是直径超过2厘米的息肉。胃息肉临床常见的症状是上腹部疼痛或不适，并没有特征性症状，很多患者均是进行胃镜检查时发现有胃息肉，一般需常规行胃镜下息肉切除术，以防胃息肉进一步发展成胃癌。

这几类与胃有关的癌前病变虽然还没有达到癌症的程度，但是与癌变有紧密的联系，需要高度重视，一旦发现，需在专科医师的指导下，常规行胃镜下病理活检，并定期复查胃镜，防患于未然，做到早发现、早诊断、早治疗。

Question

8

常见胃病的临床表现
有哪些 **?**

1 胃食管反流

烧心、泛酸、胸骨后灼热感是典型的胃食管
反流表现。较严重的反流性食管炎可出现食管狭
窄，引起吞咽不适、吞咽困难，以及食管糜烂、
溃疡甚至呕血等。反流物还可反流至咽喉，刺激
咽喉、气管及肺部等，引起反流相关的长期慢性
咳嗽等。

2 慢性胃炎

慢性胃炎常见的是慢性浅表性胃炎（又称慢
性非萎缩性胃炎）及慢性萎缩性胃炎。一般而

言，慢性浅表性胃炎的患者有70%～80%可以无任何症状，少数伴有上腹痛、消化不良、早饱、餐后饱胀等症状。而慢性萎缩性胃炎，则多见上腹痛、消化不良、早饱、餐后饱胀这些症状。由于慢性萎缩性胃炎发生胃癌的风险较慢性浅表性胃炎大，因此需要严密监测，定期复查胃镜，并对可疑病变部位进行活检，以早期诊断及排查胃癌。

3 消化性溃疡（胃溃疡及十二指肠溃疡）

消化性溃疡有典型的上腹痛：

◎ **节律性上腹痛**：一般为空腹、饥饿或餐前腹痛，餐后缓解，这种腹痛一般与胃酸分泌过多有关，多见于十二指肠球部溃疡。而胃溃疡，则表现为餐后上腹痛明显，饥饿时不明显。

◎ **周期性上腹痛**：一般表现为冬春季或秋冬季上腹痛，也就是天气寒冷时明显。这是因为天气寒冷时血管收缩，造成胃黏膜缺血损伤。

◎ **长期慢性上腹痛**：由于溃疡可自行愈合，但容易复发，因此未经治疗的溃疡可反复发作。整个病程可持续6～7年，甚至几十年。

需要注意的是，并不是所有的溃疡都有典型的上腹痛症状，部分患者可能无任何临床症状，只在体检、胃镜检查时发现；部分病人可能因呕血、黑便等上消化道出血症状就诊。

除上述典型的消化性溃疡表现外，还有一些特殊类型的溃疡：

◎ **老年人消化性溃疡**：临床表现常不典型，疼痛不明显，可能以呕血、黑便等上消化道出血症状为首要表现。胃镜下，溃疡位置不典型、直径大，易被误诊为胃癌。

◎ **巨大溃疡**：直径大于2厘米的溃疡为巨大溃疡。通常对药物反应差，愈合时间长。已发生出血及穿孔者，常常需与恶性溃疡（即癌变）相鉴别。

◎**复合性溃疡**：指胃、十二指肠同时发生溃疡。一般症状典型，常伴有幽门螺杆菌感染。

◎**幽门管溃疡**：幽门管是连接胃及十二指肠的结构。幽门管溃疡通常上腹痛的节律性不明显，对药物治疗反应差，呕吐症状多见，易并发幽门梗阻、出血、穿孔等。

9

胃酸与胃病有什么关系？

在胃病中，我们提到的最多的词就是"胃酸"，也许很多患者朋友们会有疑问：得了胃病，胃酸就一定会分泌过多吗？其实未必，慢性萎缩性胃炎就不会。那反过来，胃酸分泌过多，就一定会导致胃病吗？其实也不尽然，被重重屏障保护的胃黏膜，谁也无法轻易伤害到它。

在讨论胃酸与胃病的关系之前，我们首先须了解胃酸是什么东西。胃酸由胃黏膜细胞中的壁细胞分泌，空腹时，正常胃酸有20～100毫升。它除了有酸的共性（胃酸是强酸，有腐蚀作用）外，还能激活胃蛋白酶原，消化食物，它还担当着护卫的职责，任何想通过食物、水进入我们体内的致病微生物，都得先"经受"胃酸的"考验"。

正常情况下，胃酸与周围的一切和平相处着，它兢兢业业做着本职工作，但是当人体过度疲惫、饮食不当，或者吃了利血平等药物时，会导致胃酸分泌过多（空腹时，胃酸超过100毫升则可称为胃酸分泌过多），此时胃酸就是一把双刃剑。过多的胃酸如果冲破那些保护胃黏膜的重重屏障，会导致胃痛、胃烧灼感，严重时，还可能导致胃穿孔。值得注意的是：若胃、食管抗酸能力减弱，即使胃酸分泌正常，同样可引起胃黏膜的损伤，引起胃病。所以，胃病的发生，不一定都存在胃酸分泌过多。

现代医学认为，消化性溃疡、胃食管反流、伴有腹痛的功能性消化不良与胃酸分泌过多相关（称为酸相关性疾病，常需抑酸抗酸治疗）；而慢性萎缩性胃炎，因胃黏膜壁细胞减少，故常伴有胃酸分泌减少。所以，虽然胃酸过多与胃病密切相关，但并不是所有的胃病均与胃酸过多有关。

10

什么是幽门螺杆菌
——幽门螺杆菌的自白（一）

?

大家好，我是幽门螺杆菌（HP），住在人类的胃里。这里很舒服，我很早就在这里了，偶尔空闲的时候我会活动活动、搞搞破坏，千万年来，都没人发现过我。直到1982年，有两位澳大利亚学者发现了我，听说最后他们还因此得了诺贝尔奖。不过那个奖是什么，我是不知道的。只是后来家族的命运因此而坎坷，哎……

什么？你想知道我长什么样子？我的身体是螺旋弯曲型的，还有飘逸的鞭毛。什么？你说我跟豆芽有点像？豆芽是什么菌？

好了，说回我住的地方——人类的胃，一般胆子小的细菌可不敢住在这里，因为只要一进来就会被胃酸"干掉"。为什么我可以住在这里？那还不是因为我聪明，什么？你不信？来来来，跟你讲讲：首先我自备高级装备"防酸衣"，它是由我分解尿素产生的氨组成的，氨是碱性的，它团团围住我，形成层层的"氨云"，帮助我中和、隔绝胃酸。还有，我一般选择定居在黏液层与胃黏膜上皮表面，这里一般为碱性环境，也难以被你们的免疫系统发现。

我每天干些什么？高级机密不可泄露，不过我记得很早很早以前，当时你们的科学界还不太认可我能做出一番"事业"，有个叫Marshal的人，"以身试菌"，喝下数以亿计的我，后面你们一定都猜到了，一周后，Marshal就出现了明显的急性胃炎症状——恶心呕吐和胃痛，随后胃镜检查也证实他确实得了急性胃炎。

现在你们的科学界已经承认我与几乎所有的胃病都密切相关，包括慢性胃炎、消化性溃疡、胃癌、胃黏膜相关淋巴组织淋巴瘤等。据说我死了之后，你们的症状都得到了改善……

我喜欢人类的胃，即便一只狗狗衔支花邀请我去它那住一住，我也是不去的，到目前为止，我们只住在人类的胃里，只是偶尔为了家族繁衍，我们也会在不同的人之间串串门，串门的路线是什么呢？

路线有两条，第一条是上行通路，从胃到嘴里，然后住在嘴里歇一会儿，等你们吃饭、接触的时候我就开启"串门之旅"，所以如果家庭里的一个成员发现被我感染时，建议其他人也一定要去做做检查，还有记得餐具要彻底消毒，尽量减少在外面吃饭，必要时需使用公筷。什么？接吻会传播吗？他说不会？他说的你也信？！

我的第二条路线，就是你们说的"粪—口"途径，走的是下行通路，意思是我被通过粪便排泄出来，然后污染一下水源，污染一下蔬菜，然后我就可以通过这些水和蔬菜进入人的胃，顺利串门成功了。所以，聪明的妈妈总是说，饭前便后要洗手，不要吃不干净的食物。

第三部分

与胃病
相关的
检查

胃病患者到医院就诊，通常医生会开哪些检查项目？

胃病的检查方法有很多，总的来说可以分为以下几大类：抽血化验（血分析、肿瘤相关抗原检查）、大便检查、影像学检查（X线钡餐、CT及MRI检查）、胃镜检查及活组织检查（病理检查）。医生会根据每个患者的实际情况，因人而异进行相关检查，以便尽早诊断疾病。

2

什么是肿瘤相关抗原 ?

肿瘤相关抗原是指肿瘤组织特异性表达或者分泌的、正常组织不表达或者低表达的物质。当发生肿瘤时，肿瘤相关抗原可出现一定水平的升高。

癌胚抗原（CEA）是一种富含多糖的蛋白复合物，是筛查胃肠肿瘤最常用、最敏感、特异性相对较好的指标。其水平的高低，还可用于评价肿瘤的严重程度，及肿瘤切除术后的复发随访。CEA升高主要见于结肠癌、胃癌、胰腺癌，其中胃癌的阳性率为60%。

癌抗原72-4（CA72-4）是一种肿瘤相关糖蛋白，主要是胃肠道和卵巢肿瘤的标志物。

CA72-4对胃癌有较高的特异性，在45%的胃癌中都可升高，因此是早期诊断胃癌复发的重要标志物。CA72-4另外一个特点是对良性病变的鉴别诊断有极高的价值。在众多良性胃病患者中，其检出率仅为0.7%，因此可以用于鉴别胃病的良恶性。

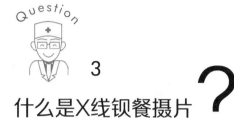

什么是X线钡餐摄片？

钡餐，指的就是硫酸钡。硫酸钡对人体无害，不被人体吸收，可通过大便排出。重点是它与胃肠等软组织密度区别较大，可以帮助胃肠在X线下显影，硫酸钡就像一支荧光笔，能够把胃肠的轮廓在X线下勾勒出来。所以通过X线钡餐摄片我们可以了解胃肠的位置、轮廓、黏膜情况、管腔宽窄及胃肠的功能活动情况。特别是对胃下垂、胃扭转、胃肠道憩室以及小肠病变，X线钡餐摄片是首选的检查方法。

4

CT及MRI可用于哪些 胃病的检查

？

CT和MRI主要用于一些胃病的诊断、鉴别诊断，特别是确定消化道肿瘤的分期及制定治疗计划时非常有用，其中CT占主导地位。而慢性胃炎、消化性溃疡及胃息肉通常会做胃镜检查和X线钡餐摄片，CT并不是常规检查，但是某些特殊情况下会使用。

MRI是另外一种成像技术，其检查过程无辐射，组织分辨率极佳，特别是对于软组织；但是检查时间相对较长，对运动敏感，对肺、骨皮质和钙化显示不佳。MRI极高的软组织分辨率为食管癌和胃癌等消化道肿瘤的局部分期提供了一种非常有效的检查手段。

42

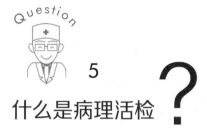

什么是病理活检？

5

对于胃来说，病理活检是在胃镜下用活检钳抓取小部分胃黏膜进行检查的一项胃病常用操作。病理活检对胃病的诊断意义主要是明确疾病的性质以助胃病的诊断，尤其是对排查胃癌至关重要。

优点：特异性和敏感度都很高，病理活检是疾病诊断的"金标准"，也就是确诊胃病最可靠的方法之一。

缺点：费事烦琐，检查结果的准确性除了受取材部位的影响，还受检测者的经验和技术影响。

如何检查和根除幽门螺杆菌？
——幽门螺杆菌的自白（二）

大家好，我是幽门螺杆菌（HP），谢谢邀请我做第二讲，作为一个细菌，我本身是拒绝做这个演讲的——如何发现我的踪迹？你们发现了我，想干什么？但是思考良久，鉴于我是"菌子"这一点，所以我来了，下面演讲开始。

想要发现我，其实很简单，呼口气就好了。但是在呼气之前，需要服用带有核素标记的 ^{13}C 或者 ^{14}C 尿素，就像是用彩色笔给这些尿素做个标记，这些尿素到了胃里之后，我要分解它们，最后它们变成"有记号"的二氧化碳。二氧化碳随你们的呼吸呼出，我就被"发现"了。

还有一种方法，可以"揪"出我，但是需要

取一小块胃黏膜做切片及染色，如果在显微镜下看到我，就可以判断被我感染了。听说这是检测我的"金指标"，不过你们通过显微镜看我时，我也许也正透过显微镜"瞪"你们。

其他的方法，如快速尿素酶试验、细菌培养、基因检测方法、粪便幽门螺杆菌抗原检测、血清幽门螺杆菌抗体检测等，因为用得较少，我就不一一介绍了。

第二个问题，什么时候该根除我？这对我来说是一个沉重的话题，但是……

据说你们在2015年开了一个会，做了一份《幽门螺杆菌胃炎京都全球共识报告》，里面指出：无论病人是否出现症状，也不论是否有消化性溃疡和胃癌等并发症，我的家族造成的感染应该被定义为一种传染病，除非患者本身的状况不允许，否则都应给予根除治疗。但是这不符合现实生活中的实际情况，所以常常只是对高危人群进行检测、治疗，以最有效和最符合成本效益的方式检测及根除。高危人群有哪些呢？如下，请自行对照：

一类是患有幽门螺杆菌感染阳性的疾病且有必要根除幽门螺杆菌的患者，包括消化性溃疡（不论是否处于溃疡活动期和有无并发症）、胃黏膜相关淋巴组织淋巴瘤（MALT）、慢性胃炎伴消化不良、慢性胃炎伴胃黏膜萎缩和糜烂、淋巴细胞性胃炎、增生性胃息肉、巨大肥厚性胃炎（Menetrier病）、不明原因的缺铁性贫血和特发性血小板减少性紫癜的患者。另一类是有特殊的个人史和家族史，有必要根除幽门螺杆菌感染的患者，包括早期胃肿瘤已行胃镜下切除或手术胃次全切除、长期服用质子泵抑制剂、有胃癌家族史、计划长期服用非甾体类抗炎药（包括低剂量阿司匹林）的患者。

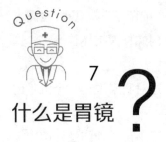

什么是胃镜？

1868年的德国，一位名叫库斯曼的医生在街上漫步，恍惚时，人群传来一阵雷鸣般的掌声，他不由自主地抬头望过去，只见一位街头卖艺者缓缓地将一把剑吞进嘴里，库斯曼的眼前突然浮现出前几天那个一直不停呕吐的病人，他的脑袋里仿佛撕开了一道闪电，电闪雷鸣。他想：卖艺者既然能吞下这么粗、这么长的一把剑，那么是否可用一根管子插入胃内，观察是否有病变？库斯曼这简单的一瞥或许无法等同于苹果砸了牛顿对于物理学的意义，但医学上却由此拉开了胃镜的序幕。

胃镜，顾名思义就是一个专门给胃照的镜

子，是人们为了观察胃的内部结构而发明的一种检查器械。正所谓眼见为实，胃镜不仅能直接观察到被检查部位的真实情况，而且可以通过对可疑病变部位进行病理活检及细胞学检查，进一步明确诊断，因此是上消化道病变的首选检查方法。

在临床上，很多医生总是希望胃病患者能做个胃镜检查，尤其是对那些平时有消化道症状，特别是有"报警症状"的患者，如反复上腹疼痛、饱胀不适、呕吐、吞咽困难、呕血、黑便，以及原因不明的食欲减退、消瘦、贫血、黄疸、腹部包块。通过胃镜能较为清楚地看到那些明显的病变组织，明确诊断，有利于治疗。对于某些已经确诊的胃病患者，比如萎缩性胃炎、肠上皮化生或者上皮

要注意有少部分人是不适宜做胃镜检查的！

（1）因为胃镜检查的过程可能会使患者的心率加快、血压上升，所以有严重心、肺、脑、肾病的患者不宜做胃镜。

（2）由于胃镜检查需要把胃镜从口腔伸进食管然后进入胃、十二指肠，所以怀疑有消化道穿孔的患者，以及有消化道急性炎症，特别是有腐蚀性炎症的患者，为了避免加重病情也不可以做胃镜。

（3）有精神疾病或者严重智力障碍的患者，由于不能与检查的医护人员正常交流、完全无法配合检查，所以也不能做胃镜检查。

（4）对于一些特殊人群，例如孕妇，为了妈妈和宝宝的安全，应尽量不做胃镜检查，如果有迫切的需要一定要做，也最好延迟到怀孕第四个月后再行胃镜检查；哺乳期妇女可以做胃镜检查，但由于胃镜检查需要用到一些镇静药和止痛药，所以要避免在药物的半衰期内哺乳。

总结：在做胃镜检查前要与医生充分沟通，进一步评判获益及风险，这样才可以利用胃镜检查帮助我们更好地诊断和治疗疾病。

内瘤变等胃癌癌前病变的患者，以及胃溃疡怀疑恶变、胃息肉切除术后、胃癌切除术后的患者，都需要定期复查胃镜。

胃镜除了能协助诊断之外，还能进行治疗。例如在胃镜下可以做息肉切除、止血、胃造瘘等等。对于那些有急性上消化道出血的患者，比如一些原因未明的呕血、黑便，可以在24～48小时内，通过做急诊胃镜寻找出血的原因，有的还可以在胃镜下止血。

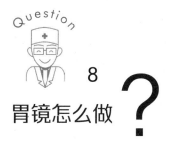

8

胃镜怎么做？

在门诊中，当医生要患者去做胃镜时，他们总担心地问："胃镜怎么做呀？从家人、朋友那听说做胃镜十分痛苦，是不是真的？"

其实，胃镜检查如果顺利的话，只是一个5分钟左右的过程，这个过程并不痛苦，只是会有稍许不适，主要集中在两个时间点：第一个就是胃镜经过咽部进入食管的时候，因为咽部十分敏感，所以当胃镜通过时，患者会有恶心，甚至想要呕吐的感觉。但只要患者此时尽量放松，不要与镜身抵抗，让胃镜顺利滑入食管，这些不适的感觉就会明显减轻。如持续抵抗，易损伤咽喉，导致咽喉部出血及疼痛。第二个是医生向消化道内注气或者水的时候，患者会有腹部膨胀的感觉。检查完毕的时候医生会把气体吸出来，尽量减轻患者腹胀的感觉，因此也不用过分担心。

所以，胃镜检查并不会带给患者特别大的痛苦，正常情况下大多数人都是可以耐受的，但也不排除过分紧张、恐惧或者体质比较敏感的患者会有较大的不适感。

此外，进行胃镜检查还要注意以下几点：

◎检查前：为了胃镜能够清楚地看到消化道内的情况，患者要保证空腹。一般患者在做胃镜前8～10小时就需要禁饮禁食，而幽门梗阻的患者由于食物排空较慢，需要提前2～3天禁食、胃肠减压或只吃流质的食物，必要时做检查前一晚洗胃。

◎检查中：做胃镜时，患者要保持舒适状态，心情放松，如果在检查时有特别剧烈的疼痛，那就是不正常的表现，可能是发生了穿孔或者心肌梗死等胃镜检查的并发症，此时要马上停止胃镜检查，立刻做出相应处理。

◎检查后：普通胃镜检查完成后，由于局麻药还在起作用，所以患者1～2小时内要禁饮禁食，否则食物或水容易进入气管，引起呛咳及肺部感染。有进行胃镜下活检或者息肉摘除的患者，由于胃黏膜有局部的创伤，所以检查当天尽量吃流质的食物，避免食用过热的饮食，以尽快让胃黏膜修复愈合。由于检查时注入了气体和液体，所以患者检查后有暂时的腹胀也是正常的。

进行胃镜检查前先做好必要的准备，了解胃镜大概的操作流程以及事后的注意事项，就可以大大降低患者对检查的恐惧感。患者只要心里不抵抗，降低紧张的情绪，整个检查就会更加顺利，便可轻松做完胃镜。此外，如果患者还是不放心，可在镇静或麻醉下行无痛胃镜检查。

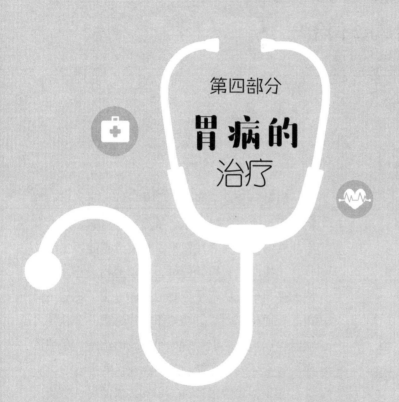

第四部分

胃病的
治疗

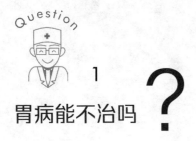

1

胃病能不治吗？

    如果问我这个问题，我会告诉大家，胃病可治，而且应该积极治疗。虽然有些胃病，比如没有症状的慢性浅表性胃炎，只需注意健康生活及饮食，按时复查胃镜便可，无须药物治疗，但是绝大多数的胃病都是需要治疗的。患了胃病不像得了普通感冒，感冒即使不治疗，过一个礼拜大概就可以自愈，但胃病如果不及时治疗，单纯依靠患者身体的自愈能力是不能使疾病痊愈的。

    去年，我曾接诊过一个30多岁的男性患者，他的主诉是"反复胃脘部隐痛1年余"。"开始的时候，只是肚子有点隐隐作痛，吃饭没什么胃口，"他叹道，"一直忙着没来看病，最近开始腹胀得厉害，泛酸、干呕。"

其实，这是一种疾病的进展状态，这位患者后来做胃镜也发现胃黏膜有炎性改变。胃病进展的表现除了临床症状之外，胃黏膜也会出现相应的改变，它的演变规律为：（胃黏膜）正常→炎症→萎缩→肠化生→异型增生→癌变。但是大家不要被吓到，这个演变过程是一个漫长、多因素作用的积累过程，并不是一个必然的过程，最终只会有很少的患者发展为胃癌。

疾病除了会发展之外，有的还会出现严重的并发症，消化性溃疡的患者如果不治疗，可能会发生四种情况，分别是出血、穿孔、幽门梗阻以及癌变。

还有许多胃病患者可能有幽门螺杆菌感染，如果不进行幽门螺杆菌的根除治疗，人体是无法自行将其消灭的。许多研究证实，幽门螺杆菌感染是慢性活动性胃炎、十二指肠溃疡和胃溃疡的主要原因，也有可能使胃黏膜癌变。进行根除治疗可以改善胃黏膜组织的病变，而最好的治疗时机是在胃黏膜发生萎缩、肠化生之前。

严重的疾病都不是一朝一夕形成的，都是从小病逐渐发展而成的，胃病也不例外。因此，胃病患者要及时接受规范的治疗，抓住治疗的最好时机。

胃病都需要长期治疗吗？

胃病的治疗是一场持久战，这么说并不完全是指胃病治疗的周期长，实际上，对于急性胃炎，只要去除病因，停用非甾体抗炎药，给予抑酸护胃治疗，大多数患者都可以在短期内治愈。持久战真正的含义是：大多数胃病都是由于长期的不良生活、饮食习惯造成的，当医生用药物让症状有所缓解后，患者如仍未改变那些不良的习惯，就容易造成胃病反复发作。此外，还有患者常常错误地"跟着自己的心情走"，不顾医生叮嘱，随意停药，造成诸如幽门螺杆菌清除不彻底等问题，而让胃病久治不愈。为了使治疗效果更彻底，让我们先了解一下常见胃病的基本治疗周期：

◎胃食管反流，治疗周期稍长，常规是2~3个月，如症状持续，仍要继续治疗。

◎慢性胃炎，伴有幽门螺杆菌感染者，如果符合幽门螺杆菌根除指征的，需要接受幽门螺杆菌根除治疗。现在常用的根除方案是四联疗法，疗程一般为10~14天。治疗结束4周后要常规检测幽门螺杆菌感染情况，判断幽门螺杆菌是否已被根除。

◎对于消化性溃疡，除了幽门螺杆菌根除治疗外，还需要接受抑酸护胃治疗，十二指肠溃疡疗程一般为6周，胃溃疡通常为8周；对溃疡面大、年龄大的患者可适当延长治疗时间。

此外，患者需改变自己的生活习惯，尽量维持良好的饮食习惯，保持自身精神心理状况稳定。不良的饮食习惯，例如经常进食油腻、高盐食物，喝浓茶、咖啡、酒精等刺激性饮品，都会加重或者诱使胃病再次发生。一些功能性胃肠病的治疗效果，例如功能性消化不良，与患者的精神状态有十分密切的关系。长期精神紧张、焦虑、抑郁不但会令治疗效果大打折扣，还会延长治疗时间，也有可能使症状反复出现。胃病不同于其他疾病，我们自己能把握战局，占有完全主动权，所以得了胃病，大家一定不要再继续"恣意妄为"，需谨记"肥甘厚味对胃炎而言是致命毒药""安神当愉悦，修行在本人"。

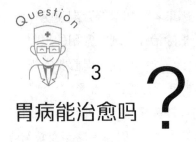

胃病能治愈吗？

3

有时候，我会接到一些特殊的电话，常常听到许多急切的声音："医生，我妈这次胃病又犯了，来势汹汹，而且，她又不肯吃药了。"还有的会问道："医生，我这个病是不是治不好了啊？"很多人在患病后是身心俱疲的，心情焦虑，有时候他们会控制不住向周围的人发火，对待自己也充满怒气，不肯吃药，不肯治疗。其实，造成这些情况的最主要原因，还是患者对自己的病情不太了解。我们在生活中常常会听到"老胃病"的说法，所以可能会给人留下得了胃病就一直不会康复这样的印象。其实不是的，很多胃病是完全可以治愈的。

对于急性胃炎，只要祛除病因，可在短期内康复。适当的治疗也能使胃食管反流、慢性浅表性胃炎得到治愈，而慢性萎缩性胃炎，在接受治疗后症状一般也可以缓解（但是胃黏膜萎缩、肠化生状态能否逆转现在尚存在争议），幽门螺杆菌感染导致的消化性溃疡在接受幽门螺杆菌根除治疗，以及适当抑酸护胃治疗后是可以根治的。对于早期胃癌患者，通过外科手术切除及区域淋巴结清扫也有可能达到治愈的状态。

但是大家仍然不能掉以轻心，因为诸如胃食管反流及消化性溃疡等疾病，往往有慢性复发倾向，所以医生一般会让患者在症状缓解之后仍然维持治疗一个时期，时间或长或短。大家一定不要看到自己症状缓解，便沾沾自喜，随意停药，一定要谨遵医嘱服药，方能"天保九如，福寿绵长"。

4

胃病治疗有哪四大板斧？

　　第一板斧：一般治疗——居家必备，至关重要。

　　胃病的一般治疗几乎在所有胃病治疗中都需要，包含饮食、生活及精神心理方面的调理。饮食方面，要尽量做到三餐规律，多吃新鲜、高蛋白食物，少吃剩饭剩菜、腌制类食物，饮食要洁净卫生等。生活方面，要尽量做到规律作息、不熬夜，调整不良的生活方式；平时进行适当的体育锻炼，促进新陈代谢，调整工作学习的压力。精神心理治疗也是胃病治疗的重要组成部分。因为精神紧张、焦虑、抑郁都会诱发或者加重胃病，所以患者要多交流，做适当的心理辅导，必要时可以口服镇静药、抗焦虑抑郁药以改善失眠、焦虑、抑郁的状态。

第二板斧：药物治疗——所向披靡，锋利有效。

关于最早的药物治疗，有一个传说。有一天，古希腊医学创始人之一——阿斯克雷庇亚正在潜心思考，一条毒蛇爬到他的手杖上，大惊之余，他将这条毒蛇打死了，这时，又有另外一条毒蛇口含药草，把药草敷在死蛇身上，结果死蛇便死而复生了。阿斯克雷庇亚由此感悟：既然蛇可以在药物帮助下"死而复生"，那么人也可以，于是他开始跋山涉水寻找草药，为医治人们的疾病而操劳。而且他去各地行医时，不仅要带着手杖，还要在手杖上放一条盘绕着的蛇。其他从事医业的人纷纷效仿，于是"蛇杖"就成了西方医业的标志。

现今，几千年过去了，药物治疗仍是大家最熟悉的疾病治疗方法。对于大多数胃病，药物治疗也是最有效的方法，其中胃病最常用的药物有抗幽门螺杆菌药、抑酸药、促胃肠动力药、胃黏膜保护剂。必要时，还需对症治疗，当胃病患者出现呕吐、腹痛、腹泻等症状时，就需要给予止呕、镇痛、止泻等药物，以缓解患者的症状。如果患者因呕吐、腹泻而导致水电解质紊乱，还需要根据患者实际情况补液予以纠正。

第三、第四板斧：胃镜下治疗和手术治疗——庖丁解牛，炉火纯青。

在欧洲中世纪以前，外科手术通常不被人重视，外科医生也只是在理发店理发，兼职做一些放血、包扎的小手术，然而随着麻醉药物的发明、抗感染药物的使用，外科在治疗疾病中的地位越来越高。在胃病中，消化道穿孔、器质性幽门梗阻，以及符合手术指征的胃癌都需要外科手术治疗。胃镜下治疗，作为近年来发展十分迅速的一种治疗方法，常用于上消化道出血、消化道息肉、食管狭窄或扩张等疾病的治疗。胃镜下治疗及手术治疗对医生的要求非常高，需要他们有炉火纯青的技术，同时这两种方法在上述胃病的治疗中有着不可替代的作用。

治疗胃病的常见药物有哪些

1　抑酸与抗酸药

🩺 抑酸药

抑酸药分组胺受体（H2受体）拮抗剂和质子泵抑制剂两大类。

A. H2受体拮抗剂

1972年的美国，不舍昼夜繁忙了几天的布莱克眼里终于放出了光芒，抑制胃酸分泌的H2受体拮抗剂——西咪替丁终于被制造了出来。

西咪替丁的发明是胃病治疗史上革命性的进展，如果现在一个医生告诉消化性溃疡患者"对

治疗胃病的常见药物有哪些

1　抑酸与抗酸药

抑酸药

抑酸药分组胺受体（H2受体）拮抗剂和质子泵抑制剂两大类。

A. H2受体拮抗剂

1972年的美国，不舍昼夜繁忙了几天的布莱克眼里终于放出了光芒，抑制胃酸分泌的H2受体拮抗剂——西咪替丁终于被制造了出来。

西咪替丁的发明是胃病治疗史上革命性的进展，如果现在一个医生告诉消化性溃疡患者"对

不起，你的胃病只能手术"，这一定会让患者暴跳如雷，然而在西咪替丁发明之前，绝大多数的溃疡患者就是以手术切除为主要治疗方式的。

西咪替丁到底是什么药物呢？西咪替丁是一种抑制胃酸分泌的药物，是H2受体拮抗剂。在20世纪60年代，医学界对胃酸分泌的机制充满争议，当时大家主要认为是一种叫胃泌素的物质介导了胃酸分泌，只有布莱克坚持认为组胺也刺激胃酸分泌，所以他不惜离开帝国化学公司，加入当时还名不见经传的史克公司，经过8年的努力，他终于证明了组胺促进胃酸分泌的机制及阻断其分泌的原理，并发明了西咪替丁。

胃酸主要是由胃内的壁细胞分泌的，而壁细胞上面有H2受体，体内的组胺与之结合就可以使壁细胞分泌胃酸。H2受体和组胺之间就好像锁和钥匙，钥匙插进锁里面就可以把壁细胞的门打开，促进胃酸的分泌。而H2受体拮抗剂（西咪替丁）也能够与患者壁细胞膜上的H2受体特异性结合，但是这种结合并不能使壁细胞分泌胃酸。因此，H2受体拮抗剂与组胺会竞争结合壁细胞上的H2受体，而H2受体拮抗剂在竞争上占有优势，所以可以有效抑制胃壁细胞分泌胃酸。常见的H2受体拮抗剂有西咪替丁、雷尼替丁、法莫替丁、尼扎替丁等。

西咪替丁是天才詹姆斯·布莱克"石破天惊"的发明。但由于西咪替丁的受体选择性不高，不但可拮抗H2受体，还可以拮抗H1受体，易引起神经系统相关副作用，包括头晕、嗜睡等，具有一定的神经毒性，所以现在已慢慢退出了历史舞台，而被新型的高选择性的H2受体拮抗剂（雷尼替丁、法莫替丁）所替代。另外詹姆斯·布莱克在心血管药物——β受体阻滞剂方面的工作也非常突出，因此于1988年获得了诺贝尔生理学或医学奖。

B. 质子泵抑制剂

如果说西咪替丁等H2受体拮抗剂是"石破天惊"的发明，那么质子泵抑制剂（PPI）则是抑制胃酸的"无可比拟、至关重要"的药物。自1988年在罗马举行的世界胃肠病大会报道了第一个质子泵抑制剂——奥美拉唑的疗效以来，质子泵抑制剂就成为近30年来临床上治疗酸相关性疾病的首选药物。

那么，什么是质子泵抑制剂？先说质子，大家对这个词语并不陌生，可是问到它是什么，好像它又成了最熟悉的陌生人。其实这里的质子就是指氢原子（H），因氢原子只有一个质子，所以得到专名——质子。

我们知道，胃酸是由胃壁细胞分泌的。就像一个人需要经过长途跋涉，历经很多过程才能到达终点一样，胃酸的分泌也需要很多步骤。如果说H2受体拮抗剂是阻滞了胃酸分泌的第一道关卡，那么质子泵抑制剂就是阻滞了胃酸分泌的最后一道关卡，颇有"一夫当关，万夫莫开"的气概。它能选择性地抑制胃壁细胞中H^+-K^+-ATP酶，从而阻断胃酸分泌的最终步骤，产生抑制胃酸分泌的作用，因此与H2受体拮抗剂相比，质子泵抑制剂起效更快，抑酸效果更强，作用时间更持久。但对于有幽门螺杆菌感染的患者而言，长期服用有可能使以胃窦为主的胃炎发展为以胃体为主的胃炎，使胃体萎缩为主的低胃酸或无酸型胃炎发生胃癌的危险性显著升高。此外，长期抑酸治疗，可导致矿物质，如钙、铁、镁等吸收障碍，引起骨质疏松、贫血等。

质子泵抑制剂常用药物包括奥美拉唑、兰索拉唑、雷贝拉唑、埃索美拉唑等。

抗酸药

早在古希腊就有关于胃液是酸性的记载。新生儿出生第一天的H$^+$浓度为8.1毫摩尔/升，4~9岁的小孩最高为114.2毫摩尔/升，以后随着年龄的增大则稍降低，成人为91.2毫摩尔/升，正常成人胃酸有20~100毫升，pH在0.9~1.5。

胃酸分泌过多会刺激胃黏膜，引起上腹痛，常在餐前、饥饿时、夜间或凌晨加重，常常表现为灼热或烧灼感，在进食或使用抗酸药后可以缓解，甜食或者肉类可诱发或加重酸相关性痛。抗酸药通常是弱碱性无机盐，通过药物的弱碱性来中和胃酸的酸性，降低胃内酸度以达到缓解疼痛的目的。常用的抗酸药有氢氧化铝、碳酸钙、铝碳酸镁等。目前因氢氧化铝作用效果差、副作用多，已少用。

常用抑酸药与抗酸药

项目	抑酸药		抗酸药
	H2受体拮抗剂	质子泵抑制剂	
原理	通过结合胃壁细胞上的H2受体，抑制组胺刺激细胞的泌酸作用，以减少胃酸分泌	特异性阻断胃壁细胞分泌胃酸的最终环节，抑制H$^+$-K$^+$-ATP酶的活性	通过药物的弱碱性来中和胃酸的酸性，以降低胃内酸度
特点	与抗酸药相比，起效慢，但效果显著，作用时间较长	与H2受体拮抗剂相比，起效更快，效果更强，作用时间更持久，但不宜长期服用	通常是弱碱性无机盐，起效快，但作用时间短，须频繁用药
常用药举例	西咪替丁、雷尼替丁、法莫替丁、尼扎替丁	奥美拉唑、兰索拉唑、雷贝拉唑、埃索美拉唑	氢氧化铝、碳酸钙、铝碳酸镁

项目	抑酸药		抗酸药
	H2受体拮抗剂	质子泵抑制剂	
服用方法	过去采用分次口服的形式，但最近发现晚上睡前将H2受体拮抗剂一次性服用，不仅可以更好地发挥药效，而且可以将药物对患者的胃肠功能干扰降至最低，适用于夜间症状明显者	奥美拉唑的吸收容易受到胃内食物的干扰，故应餐前空腹服用，其他药物餐前、餐后服用均可。两个重点：①清晨服药效果最好；②足量用药作用最强。两个避免：①避免分散药；②服用前1～2天，避免使用H2受体拮抗剂	服药时胃内食物接近排空则效果最佳，故宜在餐后1～1.5小时或睡前服用，这样药物的缓冲作用可维持3～4小时，如果餐后立即服用则药效只能维持1小时左右

2 胃黏膜保护剂与促胃动力药

胃黏膜保护剂有硫糖铝、胶体铋制剂、铝碳酸镁等。它一方面能形成保护屏障，把胃黏膜和有害物质分开，另一方面可促进细胞产生内源性前列腺素，加快细胞的修复和再生，促进黏膜损伤处愈合。影响此类药物疗效的关键在于胃内药物的浓度，以及药物与胃黏膜接触的时间。如果胃内有食物，会降低药物浓度，减弱药效；而另一方面，食物能减慢胃排空药物的速度，延长药物与黏膜的接触时间，因此此类药物在两餐之间服用效果最佳。

含有镁、铝、铋等金属离子的胃黏膜保护剂遇到蛋白质容易发生络合，难以被吸收和起效。如果在服用以这些成分为主的药物后，马上喝牛奶或者吃鸡蛋、瘦肉等高蛋白食物，就会使药物的作用大大降低。

以上腹饱胀、恶心或呕吐为主要症状的患者，可能就需要用到促胃动力药。常见促胃动力药有莫沙必利、盐酸伊托必利和多潘立酮。促胃动力药通过改善胃动力，促进胃肠蠕动，可缓解患者饱胀、嗳气、泛酸或恶心的症状。通常在餐前15～30分钟服用，这样进食时，血液中药物的浓度才能恰好达到高峰，从而充分发挥药物的作用。需要注意的是，促胃动力药不能与抗酸药或抑酸药同时服用，如果都需要服用时，则促胃动力药在餐前吃，抗酸药或抑酸药在餐后吃。

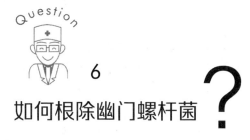

6

如何根除幽门螺杆菌？

过去人们一直认为没有细菌能在酸性如此强烈的胃液中存活，直到发现了幽门螺杆菌。目前的研究已经证实，幽门螺杆菌是慢性胃炎、消化性溃疡的主要病原菌，并与胃癌及胃黏膜相关淋巴组织淋巴瘤高度相关。人一旦感染幽门螺杆菌，若不行根除治疗，将终生携带，携带者是幽门螺杆菌的传染源。幽门螺杆菌根除治疗不仅可阻止胃病加重，还可促进消化性溃疡的愈合，显著降低其复发率及肿瘤的发生率。

现在根除幽门螺杆菌的方法主要有两个：

一是用抗生素直接杀灭或抑制细菌。但是因为胃内的环境为酸性，在酸性条件下，抗生素不能直接发挥作用，所以需要联用质子泵抑制剂。

二是请"菌"入"瓮"：使用铋剂，铋剂除了能保护胃黏膜外，还能通过包裹幽门螺杆菌菌体，干扰其代谢，发挥杀菌作用。

具有杀灭和抑制幽门螺杆菌作用的药物

分类	药物
抗生素	阿莫西林、克拉霉素、甲硝唑、四环素、喹诺酮类抗生素、呋喃唑酮等
质子泵抑制剂	奥美拉唑、兰索拉唑、雷贝拉唑、埃索美拉唑
铋剂	枸橼酸铋钾、果胶剂、碱式碳酸铋

临床上常用的根除方案有三联疗法和四联疗法。

◎**三联疗法**：1种质子泵抑制剂+2种抗生素，或者1种铋剂+2种抗生素。

◎**四联疗法**：1种铋剂+1种质子泵抑制剂+2种抗生素。

目前，由于幽门螺杆菌的耐药性越来越强，过去常用的标准三联疗法，对幽门螺杆菌的根除率已大大降低。四联疗法逐渐成为根除幽门螺杆菌感染的一线方案。此外，就根除时间而言，一般幽门螺杆菌相关胃炎需要10~14天，消化性溃疡一般要2~6周。

对青霉素过敏者，尽量避免使用阿莫西林。如果治疗方案中含有甲硝唑，那么药物应该在餐后服用，这样可以减小药物对肠胃造成的刺激。由于食物可延迟克拉霉素的吸收，因此克拉霉素应在餐前空腹时服用。抗生素治疗有可能会引发皮疹过敏、胃肠道不适甚至肝损害等不良反应，出现腹痛腹泻、恶心呕吐、头痛、口苦等，此时添加益生菌作为辅助治疗，可减少不良反应，并且提高幽门螺杆菌的根除率。

7

胃病患者的家庭药箱该如何准备 ?

随着防病保健意识的逐渐提高，很多家庭都会准备一个小药箱，帮助解决日常生活出现的一些小病小痛。那么针对胃病引起的不适，应该准备哪些药品呢？

胃病经常会引起胃痛，特别是急慢性胃炎以及消化性溃疡。引起胃痛的原因通常是胃酸分泌过多，对胃黏膜的损伤作用增强；或者是胃黏膜自身保护作用减弱，不能抵抗胃酸的腐蚀作用。此时为了"救急"可以马上服用抗酸药、抑酸药、胃黏膜保护剂，如碳酸钙、铝碳酸镁、法莫替丁、奥美拉唑、雷贝拉唑、埃索美拉唑等。

胃病还会出现上腹饱胀、嗳气、泛酸、消化不良、食欲下降等症状。针对这些问题，可以服用促胃动力药和助消化药。促胃动力药可以加快胃的排空，促进胃肠的蠕动，明显改善上腹胀满、嗳气、泛酸的症状。常用的促胃动力药有多潘立酮、莫沙必利、盐酸伊托必利等等。如果出现消化不良、食欲下降的情况，可以服用多酶片、乳酶片等助消化药。

有时候由于吃了不卫生的食物，或者暴饮暴食，有可能出现呕吐、腹泻、腹痛等急性胃肠炎的症状。当病情较轻时，可以自行服用抗菌药，如盐酸小檗碱。但是如果呕吐、腹泻症状在自行服药后仍不能缓解，需要及时就诊，避免出现由于腹泻、呕吐引起脱水、电解质紊乱等情况。

除了西药，某些中成药也可以作为胃病的备急药使用。胃乃安、香砂养胃丸、三九胃泰、香砂六君子丸等都可以用于胃痛、胃胀的情况。如果由于暴饮暴食，或者进食油腻食物，导致一时消化不良、胃痛胃胀，可以服用保和丸、保济丸等消食健脾的中成药。但是在使用中成药的时候，需要注意根据患者实际情况辨证服用，不可随意乱用。

总的来说，家庭药箱中可以准备一些抗酸药、抑酸药、胃黏膜保护剂、促胃动力药、助消化药、抗菌药，以及一些中成药。准备一个简便合理的家庭药箱能够使患者出现不适时及时得到治疗，缓解症状，不至于手忙脚乱。

Question

8

插胃管要注意什么

1 什么情况下需要插胃管?

胃管,是从口腔或鼻孔插入,经咽部、食管到达胃部的管子。通过胃管既可以从胃内抽取液体,又可以向胃内注入液体。因此,属于以下情况的胃病患者有可能需要插胃管。一是有需要进行持续胃肠减压的患者。例如消化性溃疡并发幽门梗阻的患者,需要通过插胃管持续对胃肠减压,以缓解胃潴留引起的腹胀、呕吐症状。此外还包括需要降低胃肠压力的急性胃扩张患者,需要减少胃肠内容物流入腹腔的的胃、十二指肠穿孔的患者。二是有洗胃需要的胃病患者。如幽门梗阻患者，无论是否需要进行手术，都可以用温生理盐水洗胃，以减轻胃黏膜水肿、炎症的情况。而上消化道出血的患者，如消化性溃疡并发急性上消化道出血的患者，在药物治疗效果不佳而且没有胃镜下治疗条件时，可以用冰冻生理盐水加去甲肾上腺素洗胃。三是有需要通过胃管经肠内营养途径为机体提供营养的胃病患者。对于那些肠功能存在，并且可以安全使用胃管的患者，最好的营养供给途径就是插胃管进行胃肠道供给。

2 插胃管是否痛苦?

插胃管的过程一般是安全的，是临床的常规操作，但可能会引起患者的不适。插胃管时会对患者的黏膜产生一定的刺激，机体会对此做出一系列的反应。如胃管会经过鼻黏膜和咽部的黏膜，这两个位置对刺激都十分敏感。因此，患者可能会有呛咳、恶心、呕吐的反应。如果患者情绪紧张、焦虑，甚至恐惧，对插胃管有抗拒的情绪，则会造成全身肌肉收缩，加大插管的难度，患者自身的不适感会更强烈。调查显示，在插胃管操作前先与患者说明插胃管的大致情况，进行一定的宣教，减轻患者的心理负担，并且教导患者如何配合插管呼吸、吞咽、放松肌肉十分重要。这样的心理-行为干预不仅能够提高插胃管的成功率，而且可以减少患者插胃管的痛苦。

3 插胃管风险大不大?

插胃管风险比较小，相对安全。但极少数情况下，在插胃管时，可能会出现出血、误插入气管、杓状软骨脱位、心搏骤停等并发症。出血通常是鼻黏膜或消化道黏膜出血，少量出血可以自行止血，出血量大时则需要停止操作，并做出相应的止血处理。

胃管留置过程中有可能会出现咽喉部的疼痛，胃管留置时间过长会使食管糜烂出血。拔胃管如果过快，用力过猛，有可能造成出血、剧烈呕吐以及消化道痉挛疼痛等。熟练、轻柔的操作，适宜的胃管型号和长度，妥善的固定，良好的医患沟通都可以降低发生上述并发症的风险。

9

胃食管反流是怎么回事?
该怎么治疗

　　当我们在谈到一种疾病时,总是从这种疾病的临床表现说起,可是即便是两个人得了同样的胃病,其主要症状也很可能是不同的,比如说一个胃食管反流患者最主要的症状可能是烧心,而另一个可能仅仅只有腹胀而已。我们每个生命都是独特的,所以同一种疾病在不同人身上的表现千差万别,因此除了临床表现之外,了解疾病的病理生理机制也同样重要,因为它们共同指导着临床治疗。

1 你身边有多少胃食管反流患者?

　　前面的章节提到过,烧心症状的元凶是胃食

管反流。也许现在很多人对这个病都有或多或少的了解，但在20多年前，提到胃食管反流，大家都还很陌生，因为当时胃食管反流主要在西方国家发病率较高，为10%~20%。几乎20%的美国人每周都会有胃食管反流的症状，7%的人几乎每天都会出现烧心或泛酸。我国人群患病率较低，但这几年有逐年上升的趋势，据流行病学调查显示，北京、上海两地患病率为5.77%。广东省社区人群中，每周至少1次烧心和（或）泛酸的发生率为6.2%，胃食管反流的患病率为2.3%。

2 阀门坏了会得胃食管反流？

我们先来温习一下胃食管反流的定义和病机，胃食管反流是指胃内容物（胃酸等）或者十二指肠肠液（胆汁等）反流到食管，引起食管损伤，有泛酸、烧心、胸骨后疼痛等表现的疾病。食管和胃的解剖关系是食管在上，胃在下，正常情况下胃酸是不会上逆到食管去的，除了重力的原因外，还因为在胃与食管的交接处，有很多阀门限制胃酸上行，其中最主要的阀门是食管下段括约肌，这个肌肉平时很讲"纪律"，只允许食物从食管单向下到胃，但是当它"失控"时，胃酸便会趁机反流到食管，引起食管损伤。

3 胃食管反流，治疗有几招？

明白了胃食管反流的机制，便可以知道，患者胸骨后疼痛常常是因为有食管黏膜损伤，而造成食管损伤的主要原因是胃酸的侵袭，胃酸之所以能侵袭主要是因为阀门失效，所以相应的治疗也是围绕抑酸、增强阀门功能、保护食管黏膜等方面进行。

🩺 抑酸

使用抑酸药可以抑制胃酸的分泌，减少反流物对食管黏膜的损伤，奥美拉唑、雷贝拉唑等质子泵抑制剂是胃食管反流患者抑酸治疗的首选药物，可以强力而持续地抑制胃酸的分泌，快速有效地缓解烧心、反流、胸骨后疼痛等症状。而抑酸作用较弱的H2受体拮抗剂主要用于轻至中度的胃食管反流患者。单独使用抑酸药物治疗效果不明显时，可以联合促胃动力药治疗，特别是有胃排空延迟的患者。

🩺 增强阀门功能

促胃动力药可以推动胃内容物下行，并增强阀门——食管下段括约肌的功能，常用的药物为多潘立酮、莫沙必利或西沙比利等，只是在使用这些药物的时候，要特别注意避免使用会降低食管下段括约肌功能的药物，如硝酸甘油、钙通道阻滞剂、三环类抗抑郁药等。

🩺 保护食管黏膜

食管黏膜保护剂如铝碳酸镁片、铝镁加、硫糖铝等，对于症状轻、间歇发作的患者可临时缓解症状。此外，铝碳酸镁还有结合胆汁的功能，可减少十二指肠肠液中胆汁对食管的腐蚀。对于胃食管反流患者可以常规加用此类药物。

值得注意的是，虽然质子泵抑制剂可以有效治疗绝大多数胃食管反流患者，但是停药6个月后复发率高达80%。所以为了防止复发，维持症状缓解的状态，平时需要进行质子泵抑制剂的维持治疗，剂量为常规量或者半量，也可以按需治疗（即当出现胃食管反流症状时，按需服药），但对于严重的反流性食管炎患者则需要维持足量的治疗。此外，胃食管反流也可以进行胃镜下治疗和手术治疗，但其效果不理想，需要进一步研究。

暖心提醒：注意日常生活中的小细节，养成良好的饮食作息习惯对胃食管反流的治疗也有很大的帮助。饮食方面，胃食管反流患者应避免进食油腻食物、巧克力、咖啡、浓茶等；避免睡前2小时内进食，白天进食不宜立即卧床，一般需半小时至1小时后。睡觉时，床头抬高15~20厘米。因肥胖、便秘、束紧腰带等会增加腹内压，不利于食物下行，加重胃内容物反流，因此应注意减肥、保持大便通畅、衣着宽松舒适等以防腹内压增高。

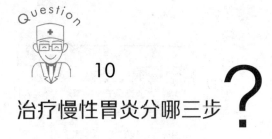

10

治疗慢性胃炎分哪三步？

慢性胃炎的治疗主要针对三个方面，分别是减少对胃黏膜的损害，提高胃黏膜自身的保护能力及对症处理（治疗由于炎症而出现的症状）。

第一步：幽门螺杆菌感染、胃酸和胆汁反流都是胃黏膜的损害因素，所以治疗的第一步就是减少这些因素对胃黏膜的损伤。针对幽门螺杆菌感染，可以根据患者的实际情况选择合适的方案进行幽门螺杆菌的根治治疗。通常的治疗方案有三联疗法和四联疗法。对于胃酸分泌过多的慢性胃炎，可以使用抑酸药和抗酸药。需要注意的是，并不是所有慢性胃炎都伴有胃酸过多，因此对于胃酸缺乏的慢性萎缩性胃炎患者，使用抑酸药需谨慎。而对于有胆汁反流的患者应注意清淡饮食，可以使用有胆汁结合作用的铝碳酸镁及促胃动力药来减少或者消除胆汁反流对胃黏膜的伤害。

第二步：增强胃黏膜的保护能力，对此常常会使用胃黏膜保护剂，即前面提到的铝碳酸镁、硫糖铝、枸橼酸铋钾等。胃黏膜保护剂可以在胃黏膜表面形成一层保护膜，使胃黏膜与有害因素隔离。有的胃黏膜保护剂还可以加速胃黏膜的修复，增强胃黏膜的抵抗能力。

第三步：对症治疗，主要是针对不同类型的慢性胃炎及患者的个体差异而出现的不同症状进行治疗。如果患者出现腹胀、早饱症状，可以使用促胃动力药促进胃肠的蠕动，加快胃的排空。对于慢性萎缩性胃炎出现恶性贫血的患者，还要根据病情需要补充维生素B_{12}。如果患者出现精神焦虑、烦躁、睡眠差等情况，还可以考虑使用一些抗焦虑、抗抑郁药，帮助患者改善精神状态。另外，患者还可以适当补充一些抗氧化剂，例如维生素C、β-胡萝卜素、硒等，抗氧化剂可以抑制亚硝酸盐的形成，有助于预防胃癌的发生。

暖心提醒：慢性胃炎除了接受规范的治疗外，还须在日常生活中养成良好的饮食作息习惯。饮食方面，患者要注意避免喝浓茶、咖啡、烈酒等刺激性饮品。吸烟的患者最好戒烟，因为吸烟对任何胃病都是有害的。另外，饮食要定时定量，避免过饥过饱。进食的时候要细嚼慢咽，不要狼吞虎咽。对于贫血的患者，还要注意补充营养。慢性胃炎患者在平时服用非甾体抗炎药（阿司匹林、布洛芬等）、激素类药物（地塞米松、泼尼松等）及抗菌药物（红霉素、四环素等）等容易刺激胃黏膜的药物时，要注意遵循医嘱使用，切忌自己乱服。

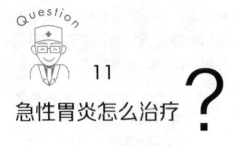

急性胃炎怎么治疗？

　　很多人有这样的经验，节假日里约两三好友，胡吃海喝一顿之后，可能会有一场"呕吐"和"暴泻"正等着你。急性胃炎常常在不节饮食、大量饮酒、服用非甾体类抗炎药物（包括阿司匹林、部分止痛药、退热药）等后发生。与其他大多数起病较缓、治疗周期较长的胃病不同，急性胃炎只要去除病因、对症治疗、注意休息、清淡饮食，短期内可以治愈。

　　首先是病因治疗，要尽快去除引发急性胃炎的病因。如果是药物引起的急性胃炎，应根据原有疾病的状况，尽量马上停药；如果是食物中毒引起的急性胃炎，可以通过洗胃减少毒物的吸收；如果是由于应激状态导致的急性胃炎，要积极治疗原发病。

其次是对症治疗。上腹痛严重的患者可以用抑酸药、抗酸药及胃黏膜保护剂。出现呕吐的患者，可以使用促胃动力药缓解症状，呕吐严重致脱水、电解质紊乱的患者还需要进行补液，纠正电解质紊乱。患者一旦出现上消化道出血，就需要按上消化道出血的原则进行治疗，可以通过药物喷洒止血或胃镜下止血，出血量大的还需要输血补充血容量，防止休克。

最后，临床治疗结束后，患者要注意休息、清淡饮食，以尽快康复。

Question

12

消化性溃疡是怎么回事？该如何治疗 ?

　　消化性溃疡是指胃酸损伤胃或十二指肠的黏膜组织引起的溃疡，如果把胃酸类比为"酸雨"，黏膜组织比为"屋顶"，消化性溃疡的发病机制就比较好理解了。我们知道，过强的酸雨，会腐蚀掉正常的屋顶，而那些破漏的屋顶，即便遇上不大的酸雨也会被腐蚀掉。消化性溃疡通常累及黏膜肌层，胃镜下可有圆形或椭圆形的溃疡面，溃疡面上覆有黄白色或灰白色的坏死苔，形态与口腔溃疡类似。

1 无酸无溃疡

消化性溃疡最重要的发病机制还是胃酸的侵袭，也就是"无酸无溃疡"，因此治疗上要予以抑酸治疗，以有效减少胃酸分泌，使胃内pH＞4，每天维持18～20小时，几乎所有的十二指肠溃疡可在4周内愈合。减少胃酸分泌还可以明显缓解胃酸引起的胃黏膜损伤，促进胃溃疡的愈合。

2 补屋顶——胃黏膜保护剂

胃黏膜保护剂常用药物有硫糖铝及枸橼酸铋剂，其共同的作用机制是通过覆盖在溃疡表面，阻止胃酸和胃蛋白酶的侵蚀，促进内源性前列腺素的合成和刺激表皮生长因子分泌等。此外，枸橼酸铋剂还有较强的抑制幽门螺杆菌、抑制胃酸分泌、增强胃十二指肠液及碳酸氢盐分泌，以及增加黏膜血流的作用，能加快细胞的修复和再生，促进溃疡愈合。

3 幽门螺杆菌的根除治疗

消化性溃疡的患者大部分都伴有幽门螺杆菌的感染，但也有小部分患者例外。如果消化性溃疡伴有幽门螺杆菌感染，患者就必须接受幽门螺杆菌的根除治疗。

暖心提醒：消化性溃疡的患者要做到生活规律、三餐定时定量，避免过度劳累和紧张。要戒烟酒及咖啡、浓茶，避免食用过于辛辣和过咸的食物，非甾体抗炎药物也应尽量不用。良好的生活、饮食习惯可使消化性溃疡的治疗事半功倍。

4　维持治疗

如果患者在根除幽门螺杆菌后溃疡复发或者幽门螺杆菌感染难以根除，或者患者需要长期服用非甾体抗炎药，或者患者高龄或有严重疾病不能承受消化性溃疡的并发症，那么就需要进行抑酸药的维持治疗。可以选择一种抑酸药，然后根据患者的实际病情选择治疗剂量和维持时间。

13

出现胃息肉怎么办？

有一次在门诊的时候，只见一个人慌张地跑进来说："医生，我胃里长东西了。"随即把一大堆检查单散开在桌上，他颤颤巍巍地拿出一张检查单，说："这是我们单位体检的报告，你快帮我看看。"我忙拿起一看，原来这是张胃镜检查单，上面写着："胃镜诊断：胃多发息肉，建议住院治疗，行胃镜下切除。"我一看，心情顿时舒缓了："你别急，这没什么，只要切掉息肉就好。"

"怎么能不急？还要住院治疗，我不会是得癌症了吧？"

"息肉只是一种长在胃黏膜的隆起物，75%

属于炎症性和增生性息肉，这两类息肉癌变倾向很小的。"

"那我不会是剩下的25%吧？"

"剩下的25%是腺瘤性息肉，腺瘤性息肉也分很多种，其中，只有管状乳头状腺瘤癌变率最高，可达30%～50%，你是不是剩下的那25%，做个胃镜下病理组织活检就知道了。"

"吓死我了，那我是不是必须得住院切除息肉呢？吃药可不可以？"

"一般情况下，胃息肉一旦在胃镜检查中被发现，无治疗禁忌证的患者都建议进行息肉切除，只有少数增生性、炎症性的胃息肉患者可以考虑保守治疗。"

"那我还是去切除吧，这样好像快一点，原来胃息肉治疗这么简单啊。"

"其实息肉也不是一'切'了之的事，息肉切除后也需要关注病情的变化，因为有些有癌变倾向的息肉在切除后仍然有癌变的危险，所以患者切除息肉后，一般建议复查胃镜。"

胃息肉是一种常见疾病，它不等同于胃癌，但是也需要引起患者足够的重视。

Question

14

功能性消化不良如何治疗 ？

功能性消化不良的治疗主要是为了改善患者症状，提高患者生活质量。治疗方法有抑酸治疗、促胃动力治疗、抗幽门螺杆菌治疗、助消化治疗及抗抑郁焦虑治疗。

值得注意的是，功能性消化不良是一种功能性疾病，必须仔细排除器质性胃病后才能确诊。

抑酸治疗可以缓解功能性消化不良中的腹痛症状，可用于与进餐无关的消化不良中以上腹痛、有烧灼感为主要症状的患者。

促胃动力药可缓解患者的餐后饱胀感及早饱感，主要用于治疗与进餐相关的功能性消化不良。

目前，对于抗幽门螺杆菌治疗的必要性还存在一定的争议。部分患者进行幽门螺杆菌根除治疗后症状可得到改善。但是，是否进行幽门螺杆菌根除治疗要结合患者的实际需要，对于有腹痛或常规治疗无效的患者可以考虑幽门螺杆菌根除治疗。助消化治疗能够改善患者腹胀、早饱、食欲下降等症状。

抗抑郁焦虑药物能够很好地改善患者焦虑、抑郁的精神状态。由于心理、社会因素是功能性消化不良发病的重要原因，因此对于抑酸治疗和促胃动力治疗效果不明显，并且伴有比较明显精神心理障碍的患者，可使用抗抑郁焦虑药，帮助患者改善症状，提高生活质量。

暖心提醒：功能性消化不良患者在平时生活中要规律饮食，避免烟酒。对于进食后症状加重的患者可以在保证摄入足够热量的情况下，减少食量，减少脂肪摄入，以减轻症状。患者还要避免精神过度紧张，保持愉快、轻松的心情，以减少疾病发作。功能性消化不良是慢性疾病，患者需要耐心地接受药物治疗，养成健康的生活方式。

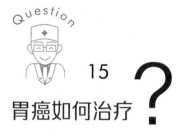
胃癌如何治疗？

　　胃癌的治疗方式包括手术治疗、胃镜下治疗、化疗及其他的辅助治疗。

　　手术治疗是胃癌主要的治疗手段。胃癌手术切除分为根治切除和姑息切除两种。目前，根治切除即外科手术切除加区域淋巴结清扫是唯一可能治愈胃癌的手段。除了不能耐受手术或者已经发生远处转移的患者外，其他的胃癌患者都应手术治疗并争取根治切除。手术中需要切除的范围及淋巴结清扫的范围都取决于患者的病情，胃癌的分期、侵袭程度和扩散范围决定了手术的疗效。早期胃癌和进展期胃癌，都可以进行根治切除。如果胃癌已经发生远处转移，无法进行根治切除，那么为了改善患者症状和营养状况，可以进行姑息切除。

胃镜下治疗与手术治疗相比有创伤小、疼痛轻、恢复快等优点。对于早期胃癌，胃镜下治疗也可以达到根治切除的目的。而对于进展期胃癌，患者在化疗辅助的情况下，通过胃镜下的局部化疗、激光照射、微波治疗等方法也可以延长患者的生存期，提高患者的生活质量。

化疗是胃癌的术前、术中和术后治疗的辅助手段，也是晚期胃癌治疗的重要手段。在手术前化疗可以局限病灶，提高手术的根除率。在术中化疗则可以减少癌细胞扩散、种植的机会。术后化疗则可以尽量消灭残留的病灶，减少癌症的复发和转移。对于晚期胃癌的患者而言，化疗可以控制病情的进展，延长患者的生存期。

除此之外，胃癌的治疗方法还有放疗和生物免疫治疗。对于胃癌手术后有局部复发或者局限性转移的患者，局部辅助性放疗可以提高治疗的效果。而生物免疫治疗则是利用和激发机体的免疫反应来对抗、抑制和杀灭癌细胞。

目前对大部分胃癌患者而言，手术治疗仍然是首选，其他治疗方法都可以作为辅助手段。虽然现在胃癌的治疗效果已明显改善，但早发现、早诊断及早治疗仍是治疗胃癌的关键。高危人群更需要提高警惕，对于胃癌的癌前病变要定期检查、复查胃镜，注意胃癌早期胃镜下的表现，尽量做到早发现、早诊断、早治疗。

第五部分

中医
对胃病
的认识

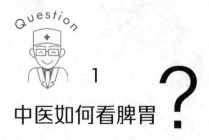

中医如何看脾胃？

　　在论及饮食时，中医很少单独讲胃，脾与胃总是紧紧连接在一起。它们一阴一阳，一脏一腑，一升一降。

　　传说在远古时期的黄河流域，神农氏把握天时地利，"制耒耜，教民农作"，从此祖先们便在这片土地上过上了比较稳定的农耕生活。土地不仅孕育了人类，而且也滋养了世间万物。在我们的身体里，也有这样一片"土地"，那就是脾胃，它借助于食物的力量，像土地滋养万物一般，默默濡养着人体的五脏六腑、四肢百骸。

1 携手并肩的伙伴——脾胃

胃属阳，为腑，主受纳腐熟。脾属阴，为脏，主运化水谷。

《素问·经脉别论篇》道："饮入于胃，游溢精气，上输于脾，脾气散精，上归于肺……水精四布，五经并行。"讲的是脾胃就像两个携手并肩的伙伴一起对食物进行消化。胃被称为"水谷之海"，是两个伙伴中较为笨重的那个，它把水液和谷物"纳"进来，汇聚在它的工厂里，然后进行简单的加工处理，将米饭、青菜、肉类变为食糜。而脾则是轻灵的，它统筹着食物精加工和运输的大局，将食物"化"成人体能吸收的精微物质，再"运"到全身各处。

脾胃能否顺利地工作，取决于它们的气机是否通畅。清代著名医家叶天士曾说："脾宜升则健，胃宜降而和。"意思是，食物从口到胃要以胃的通降为前提，而脾需要将"精气"运往全身，特别是比它高的脑、心、肺，以及外在的皮肤等，所以脾以升清为宜，胃降与脾升息息相关，两者一升一降，共同调控气机。

2 整体观中的脾胃

世间万物从来没有东西能单独存在。土地孕育了植物，但当大水来时，植物又能保护土地。中国古代哲学总是善于从整体中看待事物，中医也是如此。

中医里的脾胃也不是独立存在的，它们与其他脏腑也有关联。其中，肝与脾胃最为相关。肝与脾胃在血液运行、食物消化中关系密切。肝主疏泄，是五脏中性情最为"张扬超脱"的，所以它掌管疏通、调达全身气机的大权——哪里不通通哪里。而在食物的消化过程中，脾胃除了需要升降相宜之外，还依赖于肝的协调来维持它们之间的和谐。因此，病理上，若是肝"抑郁"了，导致气机郁滞，也会令脾胃功能失调，出现胸闷腹胀、饮食不佳、嗳气吞酸等肝脾不调之证。

脾胃还与肾相关，肾藏先天之精，被称为"先天之本"，而脾胃运化水谷精微，被誉为"后天之本"。一个人先天之气充足，就能助后天之气健旺，而后天之气充盈又能弥补先天之气的缺陷，它们常相互影响，互为因果。

除此之外，脾胃还与心肺、三焦、大小肠相关。人是一个由脏腑、经络等构成的有机整体，脏腑间不仅在生理上相互关联，在病理上也相互影响。因此中医在胃病的诊治过程中，从来不拘泥于一脏或一腑，而是从整体出发，进行辨证施治。

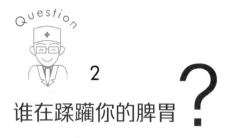

谁在蹂躏你的脾胃？

疾病的发生是多方因素共同作用的结果，蹂躏脾胃的除了那些我们熟知的不良饮食习惯和危险情绪外，还有很多其他原因，其中最主要的是湿邪与痰饮。

1 绵延的"湿"意

3月，从中国南海吹来的暖湿气流与北方南下的冷空气，在岭南的上空相遇，这两股气流盘旋在上空，纠缠在一起，于是空气中就弥漫了无尽的湿气……这些湿气已经在这片土地上绵延了数千年，是这片土地的气候特点之一。

其实在正常情况下，大自然有六气，分别

为风、寒、暑、湿、燥、火，湿气是其中之一。这六气随着季节"循规蹈矩"地变化着，人类也顺应六气的变化生活着，但是当六气异常变化或者人体正气不足时，六气则"反常"变为六淫（指风邪、寒邪、暑邪、湿邪、燥邪、火邪六种外感病邪），侵袭人体，导致疾病的发生，而脾作为"喜燥恶湿"的脏腑，最易受湿邪的侵袭。

湿邪侵袭脾脏，损伤脾气，则脾气不畅，运化失常，常见肚腹闷胀、食欲减退、口中黏腻、舌苔厚腻等症状。在脾外的表现则为常自觉无精打采、头重脚轻，有的人还会有四肢酸楚疼痛，眼眵、耳屎多，大便不成形，冲马桶的时候也常冲不干净，还能见皮肤油腻，容易长痘痘……

湿邪很少单独侵袭人体，它与寒在一起，则为寒湿，与热在一起则叫湿热，与风在一起即为风湿，临床上常根据不同的情况辨证处理。

2 迷之痰饮

有一位患者曾问过我这样一个问题："医生，你说我痰湿比较重，可是我为什么很少咳痰呢？"其实，中医说的"痰"远远不同于咳痰的痰。

中医认为：痰饮是人体受到某种致病因素后在疾病过程中形成的病理产物。脾除了运化食物之外，还运化水液，所以，如果脾或者其他水液代谢过程出现了问题，会导致水液的运行不畅，这些异常的水液，就被称为痰饮，其中较黏稠的叫作"痰"，较稀薄的称为"饮"，它们堆积在人体内，又成为一种新的致病因素，这些痰饮会时不时地在人体内捣乱，影响人体气血的运行，导致疾病的发生。

《临证指南医案·胃脘痛》说："胃痛久而屡发，必有凝痰聚瘀。"痰停于胃，可致胃失和降，而见恶心呕吐、胃脘痞满；饮停肠胃，可见脘腹胀满、辘辘有声、呕吐清水痰涎。

3 其他

不良的饮食习惯和情绪可以造成脾胃受损，是我们老生常谈的话题。这些原因常常"毁胃细无声"，因此我们在生活中要多多留心，避免饥饱失常、饮食偏嗜，保持最佳的情绪，尽量少生气、多欢笑。

其他导致胃病发生的原因，还有体质亏虚、药毒及虫积等。体质亏虚是疾病发生的内在因素；药毒，主要包括饮食中毒和药物中毒两个方面。虫积则是指饮食不慎、恣食生冷瓜果及油腻肥甘之品，导致湿聚热生，酝酿生虫，久而成积；或因进食染有虫卵的食物所致。虫积会阻碍脾胃气机，不通则痛，引发胃痛的症状，多见于小儿。

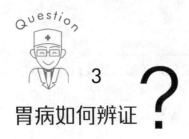

胃病如何辨证？

很多老胃病患者，久病成医，对中医怎么治疗胃病各有见解，但当大家讨论起胃病来，最常听见的词语还是"辨证论治"。的确，辨证论治是中医的基本特点，是中医对疾病的一种特殊认识和处理方法。国医大师邓铁涛教授认为，中医临床的核心理论就是辨证，但到底什么是"辨证论治"呢？

"论治"很好理解，就是根据辨证的结果，确定相应的治疗方法。而辨证是论治的前提，辨对了证，再来治疗，就犹如一位将军手握最精良的部队，更容易获得胜利。

"辨证"是中医学特有的概念，证是对疾

病所处的一定阶段的病因、病位、病性及病势等所做的高度概括，如腹痛可分为寒邪内阻证、湿热壅滞证、饮食积滞证、肝郁气滞证、瘀血内停证、中虚脏寒证等。

高明的医生在辨证时，犹如侦探在破案一般，他们细心收集证据，然后对这些证据进行分析整理，最后得出可靠的答案。医生通过望、闻、问、切四诊收集疾病的资料、症状和体征，通过对其进行分析综合，辨清疾病的原因、性质、部位及邪正关系，从而概括、判断为某种性质的证。如一名因胃痛就诊的患者，我们需观察患者的身形、面容、舌象等，嗅患者口中、身上有无异常气味，询问患者的病程长短、疼痛的性质、疼痛的时间、疼痛缓解的因素、伴随症状，同时我们还需进行查体及切脉等，这一过程就是我们所说的辨证。

中医辨证是多角度、多层面的，主要包括八纲辨证、病因辨证、气血津液辨证、脏腑辨证、六经辨证、卫气营血辨证、三焦辨证、经络辨证等。

中医辨证

方法	特点
八纲辨证	是最基本的辨证方法。所谓八纲，就是表里、寒热、虚实、阴阳八个辨证纲领，可以对疾病进行定性
病因辨证	是通过分析患者的症状，根据各种病因的致病特点，来推求病因所在，从而给治疗提供依据
气血津液辨证	是运用气血津液理论，分析各种临床表现，从而判断气、血、津液病变情况的一种辨证方法
脏腑辨证	是根据脏腑的生理功能、病理表现，对疾病的证候进行分析归纳，借以推究病机，判断病变的部位、性质、邪正盛衰情况的一种辨证方法。在胃病的辨证中，其病位在胃，与肝、脾等密切相关

方法	特点
六经辨证	是汉代张仲景创立的一种外感病的辨证方法，以阴阳为纲，分成三阴病证和三阳病证，如"胃家实"即是阳明病的病机
卫气营血辨证	是以外感温病由浅入深或由轻而重的病理过程进行辨证，分为卫分证、气分证、营分证、血分证四个阶段
三焦辨证	是以上、中、下三焦所属脏腑的病理变化及其证候特点为基础的辨证方法，主要用于温病。其中中焦病证与胃病密切相关，温病传至中焦，就会出现脾胃病证
经络辨证	是运用经络理论对患者的症状进行分析，以判断病属何经、何脏、何腑从而进一步确定发病原因、病变性质和病理机制的一种辨证方法。其中手阳明大肠经病、足阳明胃经病、足太阴脾经病、足少阳胆经病、足厥阴肝经病与胃病的关系较为密切

Question

4

胃病一般如何辨证 **?**

1　首辨阴阳

世间万物，包括人体都处于阴阳的动态平衡中，《济生方》云"一阴一阳之谓道，偏阴偏阳之谓疾"，认为阴阳的失调是导致疾病发生的主要原因，所以在对疾病辨证时应首辨阴阳。

什么是阴阳？一切运动的、外向的、上升的、弥散的、温热的、明亮的、兴奋的都属阳，与之对立相反的则属阴，如白天与黑夜可分阴阳，男女也可分阴阳，人体正常情况下是处于阴阳动态平衡中的，病理情况下则会有阴阳偏盛、偏衰的区别。

阴阳偏盛是指阴或阳的任何一方高于正常水平的病理状态。这是什么意思呢？如果把人比喻为一个水壶，水壶里的水看作人体的阴，水壶下的柴火看作人体的阳，正常情况下水与火处于动态平衡之中，但当柴火过多时，就会表现为阳偏盛，煎灼阴液，出现阴不制阳的情况，而如果水过多，溢出来就会熄灭柴火，损伤阳气。

阴阳偏衰是指阴或阳任何一方低于正常水平的病理状态。比如正常情况下，阴和阳本来都平等地站在20楼，由于某种原因，阴不小心掉到了10楼，而阳还处于20楼，或者其他比10楼高、比20楼矮的楼层，阳相对于阴属于偏盛的一方，所以整个机体除了表现出阴虚外，还表现出阳盛，但其本质还是阴虚，因此有句话叫"阴虚则阳亢"。相对应的，阴虚表现出热象就是这个道理。

在论及胃病时，我们说阴虚，常常是指胃阴虚。胃阴虚时，会有胃脘隐隐灼痛、咽干口燥、心烦失眠、大便干结、手足心热等症状。论及阳虚时，常说脾阳虚。脾阳虚会有食欲不佳、腹胀、腹痛绵绵、喜温喜按、大便稀溏，以及舌质淡暗、有齿痕、苔白滑，脉沉迟无力等表现。

2 再辨虚实

中医在论及虚实的时候，"虚"是指正气虚，"实"是指邪气盛，表现为人体感受外邪，或体内病理产物（痰饮、瘀血、水湿、宿食等）蓄积在人体导致的各种证候。

虚很好理解，比如老年人因年老而正气亏虚，表现为神疲乏力、多病易感、面白声低等，我们可称之为虚证。如果外邪，比如寒邪侵袭了一个抵抗力正常的人，表现出受寒的症状，我们可称之为实寒证。胃脘部的实寒证，会有胃脘冷痛、痛势急剧的表现，而虚证也可能有疼痛，但痛势较弱。年轻的患者，或者胃病新起的人，正气较足，多为实证；老年患者，或久病的人多伴有正气亏虚，多为虚证或虚实夹杂证。

那么那些可导致实证的病理产物是怎么回事呢？脾胃是管消化的脏腑，如果经常饮食过度，或者嗜食肥甘厚味，则会导致脾胃负担过重，不能及时运化掉那些肥甘厚味，这些物质就会像抽油烟机上的污垢一样，反过来导致抽油烟机运行不畅，或者毁坏，这就是实证的表现。

3 同辨寒热

寒热我们都知道，寒的时候我们会出现怕冷、疼痛、鼻塞、流鼻涕等现象。出现热象时，则有发热汗出、目赤肿痛等症状。寒热错杂除了可同时见有寒和热的征象外，还可见到其他征象。

在讨论寒热时，我们以河流举例。我们知道在冬天的时候，特别是北方，天寒地冻，河面上会结冰，导致水流缓慢，所以寒有凝滞的特点。当其侵袭人体时会导致气血运行缓慢，流通受阻，也就是中医讲的"不通"。"不通则痛"，寒客关节，可见关节疼痛，客在胃肠，可见胃脘疼痛。而在夏天，如果晴热无雨，干旱过久，则可看见河流水量变少，表现在人体则为热灼津液，耗伤阴液，可出现咽干舌燥、口渴喜冷饮、小便短赤、大便秘结等现象。火热影响心神时，还可见心烦失眠等。

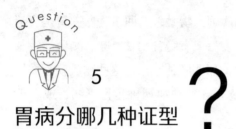

Question 5

胃病分哪几种证型 ?

中医认为胃病的辨证，除了辨阴阳虚实寒热、在气在血，还应辨夹杂证。归纳起来，大致可概括为胃实寒证、胃虚寒证、胃实热证、胃虚热证、胃气上逆五大证型。

胃病的证型

证型	原 因	表 现	舌 脉
胃实寒证	寒邪凝滞胃脘	胃脘冷痛，痛势急剧，遇寒加重	舌淡苔薄白，脉弦紧
胃虚寒证	脾阳不足，胃失温养	疼痛较轻，绵绵不已，得温痛减	舌淡胖嫩，脉沉迟无力
胃实热证	过食辛辣燥热、煎炸食物，或情志郁怒，日久化热	胃脘灼热疼痛，拒按，渴喜冷饮，或消谷善饥，或见口臭，或牙龈肿痛溃烂、牙龈出血，大便秘结，小便短黄	舌红苔黄，脉滑数

104

续表

证型	原因	表现	舌脉
胃虚热证	胃内津液亏虚，导致虚热内生	胃中嘈杂隐痛，饥不欲食，五心烦热，消瘦乏力，口渴欲饮，大便干结	舌红少苔，脉细数
胃气上逆	感受外邪，饮食不节，痰饮内停，情志所伤，或久病，或脾胃虚弱，而致胃失和降	可分为胃热气逆、胃寒气逆、胃滞气逆、肝郁犯胃等亚型，表现为腹胀、腹痛、呕吐、呃逆、干哕、不思饮食等	各亚型不同

6

为什么说胃病要重视预防？

《素问·四气调神大论》曰："圣人不治已病治未病，不治已乱治未乱，此之谓也，夫病已成而后药之，乱已成而后治之，譬犹渴而穿井，斗而铸锥，不亦晚乎？"由此可见，中医不仅重视疾病的治疗，更重视疾病的预防。

疾病的发生取决于正气与邪气的强弱关系。未病先防，主要从提升正气、避免病邪两个方面入手。提升人体正气可以从调摄情志、锻炼身体、合理饮食、起居有常、药物调理等方面进行，其中最重要的在于调摄情志。中医认为，喜、怒、忧、思、悲、恐、惊七种情志的过度变化能引起人体气机逆乱，阴阳失调。而现代医学也证实，焦虑等不良情绪与消化性溃疡的发生有着密切的联系。因此，调摄情志、平衡心态、保持好心情，无论是对于改善个人生活状态还是顾护正气、预防胃病，都具有十分重要的作用。

得了胃病，需要注意既病防变。历史上的"扁鹊见蔡桓公"便讲了这样一个道理。相传，有一天，扁鹊晋见蔡桓公，跟他汇报："您有病在皮肤纹理间，要是不治，恐怕会加重。"桓公回答："我没有病。"扁鹊告退后，桓公说："医生总是喜欢给没病的人治病，并把这作为自己的功劳。"过了十天，扁鹊又拜见蔡桓公，说："您的病已经到了肌肉，要是不治，就会更加厉害了。"桓公听后不理睬他。扁鹊离开后，桓公又很不高兴。又过了十天，扁鹊再次拜见蔡桓公，说："您的病已经进入肠胃，要是不治，就麻烦了。"桓公仍不理睬他。还是过了十天，扁鹊这回远远地看见桓公却转身就跑。桓公很奇怪，特派人去问他，扁鹊说："病在皮肤纹理间，用药热敷治疗就可以治好；病在肌肉，用针刺就可以治好；病在肠胃中，用清火汤剂就可以治好；要是病在骨髓，那就是掌管生命的神所管的了，我没有办法治疗。现在桓公的病已发展到骨髓里面，因此我不再过问了。"五天后，桓公感到浑身疼痛，便派人去寻找扁鹊，这时，扁鹊已经逃到秦国去了，桓公后来便病死了。

试想，若是蔡桓公能在还没有得病的时候进行防治（未病先防）、调摄情志、锻炼身体、合理饮食、起居有常，在已经得病时及早治疗（既病防变），他便不会有最后病重身亡的结局。桓公只是一个历史人物，但是在现实生活中，我们经常会遇到不听劝的人，他们有着胃病高发危险因素，却还好烟酒、熬夜，或者已有胃病却仍然大吃大喝、吃香喝辣……

健康是人类追求的一个永恒目标。然而实际上，健康的人很少珍惜健康，他们往往是"说起来重要，做起来次要，忙起来不要"。只有当失去健康，人们才后悔莫及，于是又不惜一切代价去设法挽回自己的健康。因此，要保护好健康，提高自己的防病、治病意识尤为重要。

7

胃病的治疗原则有哪些？

　　常言道，无规矩不成方圆，治疗疾病时，要对疾病进行全面分析、综合与判断，总结出治疗规律，以之指导临床立法、处方、遣药，才能达到用药快、准、狠，直达病所、药到病除的效果。胃病的治疗若想取得理想的治疗效果，必须遵循以下四大治疗原则。

1 治病求本

　　我们在胃病的调理中要抓住本质。国医大师邓铁涛教授告诉我们，所谓疾病的本质，不仅在"病"上，往往更在"证"上，所以有"异病同治"和"同病异治"的法则。以便血为例，大便下血的直接原因为胃肠道络脉损伤，血溢肠道。造成络脉损伤的原因又可以有肠热炽盛、迫血妄行，脾气亏虚、摄血无力等。因此，在治疗便血时，要针对造成肠热和气虚的不同病因，在止血的同时分别采取清胃泻火、疏肝解郁、清热化湿、健脾益气等不同的治法。

2 扶正祛邪

就是要在治疗胃病时注意保护胃气和祛除病邪。胃气又称脾胃之气，是后天之本，因为五脏六腑皆禀气于胃，胃气能养五脏之气。健康的人胃气充足，主要表现为食欲良好，精力充沛，即使得了病，如果饮食如常，也是胃气未伤。如果食欲逐渐改善，食量增加，是胃气恢复的迹象。相反，久病重病而见食欲减退，食量减少，乃胃气衰败的表现，预后多不良。所以说："有胃气则生，无胃气则亡。"因此在治疗的时候，应当注意时时顾护胃气。在治疗疾病时，攻泻药物使用过多会攻伐脾胃，损伤胃气，如无必要，不宜多用。此外，在治疗各种慢性胃病时，不论是攻泻还是补益，必须加入和胃之品，以保胃气。所谓祛邪，就是祛除病邪。邪在胸脘上部，如痰涎壅塞、宿食停滞、食物中毒等，宜用吐法；邪在胃肠下部，如邪热与肠中糟粕互结，应采取下法；实热实火，宜用清热泻火之法；寒证宜用温中祛寒之法；湿证宜化湿利湿；食积胀满，宜用消导之法；痰瘀阻络，宜用化痰祛瘀之法。

3 调整阴阳

就是通过补偏救弊，恢复阴阳的相对平衡，促进阴平阳秘。在治疗胃病的时候，我们应当注意胃阴和脾阳两个方面。一般来说，脾恶湿喜燥，燥则脾之清气上升；胃喜润恶燥，润则胃之浊气下降，燥为阳邪，容易损伤胃阴，所以中医历来重视滋养胃阴。例如在胃阴虚证中，由于胃热、胃火炽盛，或温热病耗伤胃阴导致胃阴不足，不能濡润胃腑，临床可见口干唇燥、胃中嘈杂、干呕、饮食减少，或吞咽不利、食后胸膈不适、大便干结等症，治疗当以山药、党参、黄精、玉竹、石斛、荷叶等滋阴之品滋补胃阴。若因饮食失调，嗜食生冷，或过用苦寒、泻下之品，或脾胃素弱，阳气自衰，或久病失养，其他脏腑病变影响，伤及脾阳而致脾阳不足，虚寒内生，治疗则以温里之法温补脾阳。

4 三因制宜

是指调理胃病的时候要因时因地因人而异。因时制宜是要根据四时气候变化特点，制定治疗原则。如夏天暑多挟湿，应考虑给予解暑化湿之品。秋冬季节，容易感受寒邪，应考虑适当投以温阳之品。因地制宜是要根据不同地区的环境特点，制定治疗原则。因人制宜是指根据患者年龄、性别、体质和生活习惯等不同特点，制定治疗原则。例如在年龄方面，老人生机减退、气血亏虚、行动不便、咀嚼不利，其病多虚，治疗上重在补虚扶正，岭南名医劳绍贤教授在治疗老年胃病患者时，就注意到老年胃病患者多有情志抑郁、血瘀阻络、脾胃亏虚的特点，治疗予以相应方法，往往能取得良好的疗效。

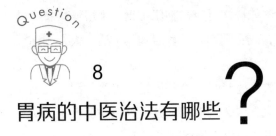

8 胃病的中医治法有哪些？

所谓治法，指的是在辨清证候、审明病因病机的基础上制定的指导遣方用药的方法。只有治法和病证相符，方剂的功用和治法相同，即理法方药统一，才能药到病除。中医治疗胃病，常用的治法有以下几种。

1 催吐法

应用药物或物理刺激方法，促使胃气上逆而致呕吐的治疗方法称为催吐法，此法适用于暴饮暴食导致的食积，外感邪毒、欲吐难吐者及误食有毒食物而时间尚短者，常用的方法有服用瓜蒂散、盐汤或用手指或棉签刺激咽部催吐。

2 导滞法

是运用消食导滞、理气和胃、补脾扶正的药物，治疗饮食积滞，气机壅滞所致的痞满胃痛、腹胀、食积等病的方法，常用的方剂有保和丸、枳实导滞丸等。

3 降逆法

是应用芳香和胃、降逆止呕、调理气机的中药治疗各种由脾胃气机失调，胃气上逆引起的恶心、嗳气、呕吐、呃逆等病，常用的方剂有藿香正气散、丁香柿蒂汤、橘皮竹茹汤、旋覆代赭石汤等。

4 祛湿法

脾胃病中常见的湿邪有湿滞、水积、痰饮，使用化湿药、利水渗湿药治疗外感湿邪、脾胃阳虚引起的痞满、呕吐等病的方法称为祛湿法，具体分为清热除湿、补脾渗湿、补脾化痰、温阳利水等，常用的方剂有三仁汤、参苓白术散、实脾饮等。

5 清热法

是通过清热、泻火、解毒、凉血方药，使壅滞在胃中的邪热得以解除的一种治法，适用于胃热壅盛、阴虚胃热、胃火上炎、湿热下注等证型的胃病，如外感疫毒、胃肠湿热所致的胃痛、呕血、便血，胃热炽盛所致的口渴烦躁、肌肤发斑、口腔糜烂等，常用的方剂有白虎汤、泻心汤、清胃散、益胃汤等。

6 泻下法

是通过泻下、涤荡、攻逐等作用，使停滞在胃肠中的宿食、燥屎、冷积、瘀血、结痰、水饮等有形积滞从大便而出的一种治法，本法适用于热结肠胃、大便秘结，胃肠气虚、便质难解，或阴血亏虚、肠道失养的情况。六腑以通降为顺，在治疗反流性食管炎、幽门梗阻等胃失和降，浊气上逆引起的胃病时，常选用大黄、枳壳等药物泻腑通便，使腑气畅达，常用的方剂有调味承气汤、大黄牡丹汤、麻仁润肠丸等。

7 止血法

此法用于脾胃病所致的呕血、便血，以及与脾胃相关的齿衄、肌衄，清胃止血可用泻心汤、大黄白及粉等，益气止血可用独参汤、参芪槐花汤等，温阳止血则用黄芪汤，温中止血可用黄土汤，化瘀止血可用益气化瘀止血汤。

8 补益法

是通过补养的方法，恢复人体正气，以治疗多种虚证的一类治法。素体阴虚，热病伤阴，以致胃阴不足者，可用生津益胃法，常用的方剂有益胃汤、玉女煎等；禀赋不足、脾胃素虚或饮食失调、劳逸过度、损伤脾胃可用补脾益胃法，常用的方剂有四君子汤、香砂六君子汤、补中益气汤等；气虚日久、劳伤太过或过食寒凉、久居寒湿以致中阳受损、脾胃阳虚者，可用温中补阳法，常用方剂有小建中汤、理中汤、附子理中汤等。

9

治疗胃病的常用中药有哪些？

　　前几天一位小患者问我："佘医生，我最近去医院做了胃镜检查，提示有胃巨大溃疡，建议治疗后复查，必要时手术治疗，怎么办？"

　　"我们可以尝试用抑酸护胃西药＋中医中药先保守治疗，观察一下。"于是，在对患者进行辨证分型之后，给予黄芪建中汤，并嘱早晚各服白及粉9克。白及粉遇水黏稠，对溃疡面可起到保护和止血的作用。患者服了一个疗程的中药后告诉我："佘医生，我吃了3天的中药，现在症状减轻了，也不吐血了，精神也好起来，而且胃镜检查也提示溃疡面在逐渐愈合。"

　　听到这个消息，我内心欢愉，不仅为患者

的康复感到开心，也为中医中药被认可感到开心。中药是我国传统文化的精粹，是中华民族世代相传的智慧，运用中药治疗胃病常常能收到较好效果。下面就为大家介绍一些胃病常用的中药。

1 慢性胃炎

健脾益气药

这类药通常用于慢性胃炎日久不愈而出现神疲乏力、少气懒言、食少纳呆、大便溏泄者，主要包括太子参、白术、黄芪、山药、扁豆等。尤其是太子参，不温不燥，为补气药中的一味清补之品，补而不腻，不加重胃的负担。另外，黄芪、白术、山药、扁豆都是平和之品，健脾益气又不滞，健脾化湿又不燥，非常适合日常保健使用。

消导、疏肝理气药

慢性胃炎的患者最常见的症状是胃脘胀满、消化不良、嗳气泛酸，甚则胀痛或灼痛。在消导药中常用麦芽、谷芽、莱菔子等。谷芽、麦芽能够消食和胃，尤其是谷芽，既能促进消化，又不会损伤脾胃。莱菔子是消导药代表性药物之一，其消食化积、行滞除胀的能力非常明显。针对慢性胃炎患者的嗳气症状，常使用疏肝理气药，包括柿蒂、旋覆花、代赭石等。

温散药

慢性胃炎患者若感受寒邪，或久病后出现胃痛隐隐、喜温喜按、劳累或受凉后加重，手足不温、大便溏等症状，可用高良姜、吴茱萸、荜茇等温散药。高良姜善于散脾胃寒邪，还有温中止痛之功效；吴茱萸不仅能温中散寒，而且能疏肝解郁、行气止痛；荜茇温胃，解大肠寒邪，其温中散寒之功对胃寒疼痛疗效颇佳。

祛湿药

慢性胃炎也常出现恶心呕吐、口干不欲饮、口苦、食少等湿阻症状，所以清热利湿药也是常用的，如黄连、蒲公英、金银花、茯苓、薏苡仁等。黄连对湿热留于肠胃的疗效卓著。黄连、蒲公英、金银花三味药经现代药理研究证实：对多种细菌，包括幽门螺杆菌都有抑杀作用。茯苓药性和缓，既能健脾利湿，又能和中化饮，既能扶正，又可祛邪。薏苡仁健脾渗湿不伤胃，益脾不滋腻，药性和缓，是清补利湿之药。在化湿药中，两味或几味组合使用，往往能提高药效，如以苍术配厚朴。苍术能泄胃中之湿，凡胃中湿盛、胸膈满闷疼痛、舌苔厚腻者，非苍术芳香猛烈不能开泄；厚朴宽中化滞，能除胃中湿满，治胃气上逆、恶心呕吐。二药合用，能达到更好的祛湿理气之功。

活血药

慢性胃炎日久，以疼痛为主者，多数因为气滞日久，导致瘀血内停，常须用活血药，如延胡索、蒲黄、五灵脂等。延胡索活血散瘀、利气止痛，蒲黄既能活血祛瘀又能收敛止血，五灵脂活血止痛、祛瘀止血，三者是治疗血滞疼痛的主要药物。

白及

白及具有收敛止血、消肿生肌的作用，用于各种原因的出血。白及打粉遇水黏稠，可直达患所，不仅能迅速起到止血作用，且对溃疡具有保护作用，更具有促使溃疡面及早愈合的作用。现代药理研究发现：白及不仅具有促进血小板聚集的作用，而且对胃黏膜亦有一定的保护作用。

赤石脂

赤石脂具有涩肠止泻、收敛止血、生肌收口的功效。除此以外，其止痛、制酸的效果显著，与血余炭联合使用，收敛止血作用加强，可广泛用于消化性溃疡（胃溃疡、十二指肠溃疡等）。现代研究发现：赤石脂内服能吸收消化道内有毒物质及食物异常发酵的产物等，对发炎的胃肠黏膜有局部保护作用，对胃肠道出血有止血作用。

白芷

白芷辛温芳香，行足阳明胃经。味辛能散，可行郁结之气；气味芳香，能化湿浊之邪；性温气厚（厚则发热），有温中散寒止痛之效。白芷用于湿浊中阻或寒凝气滞的胃脘痛，颇合病机。对胃阴不足之证，用小剂量白芷与沙参、麦冬、白芍、乌梅等酸甘化阴药为伍，既能动静结合，理气机以助阴津生化，又可避免滋腻滞中之弊。一般用蜜水炙用，以制其升发之性。小量用5克，可行气健胃，增进食欲；一般用10克左右，能温中散寒，理气镇痛。

丹参

　　丹参具有活血祛瘀、温经止痛之效，为临床常用的化瘀药。清朝《时方歌括》中首见丹参饮一方，治疗胃痛血瘀证，疗效显著，目前仍被广泛使用。凡慢性胃脘疼痛，久痛入络，在辨证基础上常可配用。尤以气滞郁热及胃阴不足伴见血瘀证者为适合。前者配用理气清热药，如青皮、佛手片、蒲公英、浙贝母等，后者配百合、麦冬、白芍之类。

Question

10

治疗胃病的常用单方有哪些 **?**

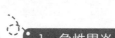

1 急性胃炎

◎向阳花鲜品100克，取根洗净晒干，切片后研成粉末。每日服2次，每次服0.07克，用白开水送服。适用于各种类型的急性胃炎患者。

◎鲜藿香1把，捣汁，开水冲服；或干藿香15克，水煎服，浓煎至400毫升，每日2～4次。

2 胃溃疡

◎活地龙（蚯蚓）数条，捣烂如泥，敷足心涌泉穴，用纱布包扎半小时，适用于热郁型胃溃疡。

◎大枣，烧焦剥皮随量吃，适用于本病嘈杂善饥者。

3 胃脘痛

沉香粉2克，用黄酒60毫升煎，一次顿服。一般胃痛均有良效，但湿热证禁用。

4 贲门痉挛

◎柿蒂10枚，焙干研末，每次3克，开水冲服，适用于本病反胃者。

◎竹沥1瓶，每次10克，开水化服，每日2次，适用于本病痰多者。

5 胃柿石

芒硝9克，研为细末，分2次冲服；或用番泻叶泡水代茶饮，适用于本病便秘者。

6 呕吐

◎生姜少许捣汁涂舌尖或内服，有和胃止呕作用。

◎芦根60～120克，煎汤频饮，有生津止呕作用。

◎生姜煮水喝，可止胃寒呕吐。

◎活地龙数条，捣烂如泥，敷足心涌泉穴，用纱布包扎半小时后可见效。适用于肝气犯胃及胃热呕吐。

◎伏龙肝30～60克，水煎，服其澄清之水，治疗各种呕吐均有效。

7 呃逆

黑芝麻30克，分2次煎服，一般1剂可止呃，适用于各种呃逆。

8 噎膈

壁虎（别称守宫）大的3条，小的5～6条，粮食酒500毫升。将活壁虎放酒中，封口7天后可用。每次口含1～2毫升，逐渐下咽至食管梗塞处。适用于噎膈晚期汤水不入时。此方有通关作用，俗名守宫开道酒（如系噎膈早、中期，每次5～10毫升，每日2次）。

9 痞满

二丑（即牵牛子）10克，每晚服用，可治饮食积滞痞满之实证。

10 胃下垂

枳实适量，浓煎取汁，每次饭前服10～20毫升，每日3次。

11 吐血

◎花蕊石9克，煅为末，用酒或醋水调服，用于血瘀所致之吐血。

◎血余炭或地榆炭3～9克，研细末，水冲服，每日3次。

◎人参9～15克，水煎服，100毫升左右，分1～2次服。用于出血过多，表现为面色苍白、四肢厥冷、脉细者，有益气固脱之效。

12 吐酸

◎鸡蛋壳若干，去内膜，洗净，焙干研极细末，每日2次，每次3克，温开水冲服，适用于饮食积滞证。

◎番石榴30克，焙干研末过筛，每日3次，每次9克，饭前半小时服用，适用于肝胃郁热证。

◎蚌壳4只，放瓦上煅之研末，每次1克，拌红糖开水冲服，连服有效，但久服易大便干结。适用于寒湿中阻证。

13 嘈杂

黑芝麻30克，嚼食可止嘈杂。

14 厌食

◎山楂60克，水煮食之，并饮其汁，治食肉不化者。

◎牵牛子适量，焙干研末，每服3克，治食积日久不化而兼便秘者。

11

治疗胃病的常用中成药有哪些 ？

市场上用于治疗胃病的中成药种类多样，若不能按照中医辨证施治的原则选用，治疗效果往往不理想。因此为了合理运用中成药治疗胃病，提高疗效，有必要对此类常用中成药的成分、功效、主治及用法等加以介绍。

1 保和丸

成分：山楂（焦）、六神曲（炒）、半夏（制）、茯苓、陈皮、连翘、莱菔子（炒）、麦芽（炒）。

功效：消食，导滞，和胃。

主治：食积停滞，脘腹胀满，嗳腐吞酸，不欲饮食。

用法与用量：口服。每次1~2丸，每日2次；小儿酌减。

2 胃痛宁片

成分：蒲公英提取物、氢氧化铝、甘草干浸液、天仙子浸膏、龙胆粉、小茴香油。辅料为乙醇。

功效：清热燥湿，理气和胃，制酸止痛。

主治：用于湿热互结所致胃脘疼痛，胃酸过多，脘闷嗳气，泛酸嘈杂，食欲不振，大便秘结，小便短赤。

用法与用量：口服，每次3片，每日2~3次。

3 参苓白术散

成分：白扁豆、白术、茯苓、甘草、桔梗、莲子、人参、砂仁、山药、薏苡仁。

功效：补脾胃，益肺气。

主治：用于脾胃虚弱，食少便溏，气短咳嗽，肢倦乏力。

用法与用量：口服。每次6~9克，每日2~3次。

4 人参健脾丸

成分：人参、白术（麸炒）、茯苓、山药、陈皮、木香、砂仁、炙黄芪、当归、酸枣仁（炒）、远志（制）。

功效：健脾益气，和胃止泻。

主治：脾胃虚弱所致的饮食不化、脘闷嘈杂、恶心呕吐、腹痛便溏、不思饮食、体弱倦怠。

用法与用量：口服，每次2丸，每日2次。

5 小柴胡颗粒

成分：柴胡、黄芩、半夏（姜制）、党参、生姜、甘草、大枣。

功效：解表散热，疏肝和胃。

主治：用于外感病，邪犯少阳证，症见寒热往来、胸胁苦满、食欲不振、心烦喜呕、口苦咽干。

用法与用量：开水冲服。每次1~2袋，每日3次。

6 胃复春片

成分：红参、香茶菜、枳壳（炒）等。

功效：健脾益气、活血解毒。

主治：用于治疗胃癌前病变，以及胃癌术后辅助治疗，慢性萎缩性胃炎、其他消化系统肿瘤的辅助治疗。

用法与用量：口服，每次4片，每日3次。

7 胃苏颗粒

成分：陈皮、佛手、香附、香橼、枳壳、紫苏梗。

功效：理气消胀，和胃止痛。

主治：气滞型胃脘痛，症见胃脘胀痛，窜及两胁，得嗳气或矢气则舒，情绪郁怒则加重，胸闷食少，排便不畅及慢性胃炎见上述证候者。

用法与用量：口服，每次1袋，每日3次。15天为1个疗程。

8 养胃颗粒

成分：黄芪（炙）、党参、陈皮、香附、白芍、山药、乌梅、甘草。

功效：养胃健脾，理气和中。

主治：用于脾虚气滞所致的胃痛，症见胃脘胀痛、嗳气不舒、纳呆食少、神疲乏力，以及慢性萎缩性胃炎见上述证候者。

用法与用量：开水冲服，每次1袋，每日3次。

9　香砂养胃丸

成分：白术、半夏、陈皮、豆蔻、木香、砂仁、香附、枳实、厚朴、藿香、甘草。

功效：温中和胃。

主治：用于不思饮食，呕吐酸水，胃脘满闷，四肢倦怠。

用法与用量：口服，浓缩丸每次8粒，每日3次。

10　温胃舒胶囊

成分：党参、白术、山楂、黄芪、肉苁蓉等。

功效：扶正固本，温胃养胃，行气止痛，助阳暖中。

主治：治疗慢性胃炎所引起的胃脘凉痛、胀气、嗳气、纳差、畏寒、无力等症。

用法与用量：口服，每次3粒，每日2次。

11　养胃舒胶囊

成分：党参、黄精、玄参、乌梅、白术、菟丝子等。

功效：扶正固本，滋阴养胃，调理中焦，行气消导。

主治：用于慢性胃炎所引起的胃脘热胀痛、手足心热、口干口苦、纳差等症。

用法与用量：口服，每次3粒，每日2次。

12 胃康灵胶囊

成分：白芍、甘草、延胡索、三七等。

功效：柔肝和胃，散瘀止血，缓急止痛，去腐生新。

主治：适用于急性胃炎、慢性浅表性胃炎、慢性萎缩性胃炎、消化性溃疡及胃出血等症。

用法与用量：口服，每次4粒，每日3次。饭后服用。

12

治疗胃病的常用验方有哪些

1 急性胃炎

加味香砂平胃散

组成：苍术10克，厚朴10克，广木香10克，陈皮10克，炒枳实6克，砂仁8克，生姜8克，炙甘草6克。

主治：胃脘疼痛。

功效：健脾行气，和胃燥湿。

方解：方中苍术燥湿健脾，厚朴、广木香、炒枳实宽中行气，陈皮、砂仁行气和胃，生姜和胃止呕，甘草调和诸药。全方起健脾行气、和胃

129

燥湿之效。

缓胃汤

组成：苏叶梗6克，半夏10克，陈皮6克，香附10克。

功效：疏解郁结，缓胃止痛。

主治：胃脘痛。

方解：方中苏叶梗行气宽中，半夏降逆止呕、消痞散结，陈皮、香附理气健脾解郁。

砂半理中汤

组成：清半夏10克，制香附12克，高良姜8克，炒枳壳10克，砂仁8克。

功效：理气和胃，温中止痛。

主治：急性胃脘痛。

方解：方中清半夏、砂仁降逆止呕，制香附、高良姜温中止痛，炒枳壳破气、行痰、消积。

2 慢性浅表性胃炎

瘀血阻络型——活血化瘀汤

组成：丹参15克，生蒲黄15克，延胡索（醋炒）10克，三七粉3克，枳壳10克，败酱草15克。

功效：活血化瘀。

主治：慢性胃炎。

方解：方中丹参、三七粉、延胡索活血祛瘀，生蒲黄止血化瘀，败酱草清热解毒、祛瘀排脓。

🩺 肝郁气滞型——调胃和中汤

组成： 半夏9克，盐陈皮6克，茯苓12克，竹茹9克，煅鸡蛋壳12克，海螵蛸20克，煅瓦楞子15克，薏苡仁15克，海蛤粉15克，绿萼梅3克，厚朴花6克，核桃仁5枚。

功效： 调胃和中，理气止痛。

主治： 慢性胃炎，证属肝郁气滞、肝气犯胃，症见胃脘胀痛、嘈杂、吞酸、大便秘结。

方解： 方中半夏化痰，盐陈皮舒胃止呕，茯苓健脾化湿，竹茹清热止呕，煅瓦楞子、海蛤粉、煅鸡蛋壳和胃止酸，海螵蛸制酸止痛，薏苡仁健脾渗湿，厚朴花理气宽中，绿萼梅疏肝和胃，核桃仁润肠通便。

🩺 脾胃虚弱型——消痞汤

组成： 党参15克，白术15克，枳实10克，半夏10克，莪术10克，苦参10克，丹参30克，黄连5克。

功效： 消痞化积。

主治： 慢性萎缩性胃炎上皮化生、异型增生及各种脾胃虚弱证。

方解： 方中党参、白术益气健脾，扶正固本，枳实、半夏、黄连消痞化痰，丹参、苦参、莪术散瘀消积，清热燥湿。

🩺 寒热夹杂证——三合汤

组成： 百合30克，乌药9克，丹参30克，檀香6克（后下），砂仁3克，高良姜9克，制香附9克。

功效： 活血化瘀定痛，养血益肾健脾。

主治：慢性胃炎。

方解：本方以百合汤、丹参饮、良附丸三方组合而成。方中百合降泄肺胃郁气，乌药理气宣痛，丹参、檀香、砂仁通经止痛、活血祛瘀，高良姜温胃散寒，香附理气行滞。

3 慢性萎缩性胃炎

阴虚证——地芍止痛饮

组成：生地黄20克，公丁香5克，陈皮15克，枳壳15克，川厚朴15克，石斛15克，麦冬15克，白芍20克，甘草15克。

功效：养阴益胃，理气消痞，和胃止痛。

主治：慢性胃炎，胃及十二指肠溃疡，顽固性胃痛。

方解：方中生地黄凉血止血补血，公丁香温中降逆，陈皮、枳壳健脾理气散结，川厚朴降逆燥湿，石斛、麦冬滋阴生津，白芍、甘草缓急止痛。

阴虚痞满证——清中消痞汤

组成：太子参15克，麦冬15克，制半夏7.5克，柴胡6克，生白芍10克，炒栀子7.5克，牡丹皮7.5克，青皮10克，丹参15克，甘草6克。

功效：养阴益胃，清中消痞。

主治：慢性浅表性胃炎、胆汁反流性胃炎、慢性萎缩性胃炎。

方解：方中太子参、甘草补中益气，麦冬养阴益胃，制半夏和中降逆消痞，青皮理气疏肝导滞，柴胡疏肝解郁，生白芍抑肝和胃，炒栀子清泻郁火，牡丹皮凉血清泻阴火，丹参凉血祛瘀，甘草调和诸药。

虚实夹杂证——疏肝和胃汤

组成：当归12克，炒白芍12克，乌贼骨15克，薏苡仁24克，五灵脂12克，佛手15克，白檀香（后下）9克，川楝子12克，炙甘草9克。

功效：疏肝和胃，化瘀止痛。

主治：慢性胃炎、胃及十二指肠球部溃疡。

方解：方中当归、白芍养血和肝，川楝子、佛手、檀香疏肝理气止痛，五灵脂化瘀镇痛，薏苡仁利湿健脾，乌贼骨制酸护胃，炙甘草调和诸药。

脾胃气虚证——补中消痞汤

组成：黄芪15克，党参15克，枳实15克，桂枝10克，炒白芍15克，丹参15克，炙甘草10克，生姜10克，大枣5枚，白术15克。

功效：益气温中，导滞消痞。

主治：慢性萎缩性胃炎、慢性浅表性胃炎。

方解：方中党参、黄芪、白术、炙甘草补中益气，枳实宽中理气，桂枝温中通络，白芍、甘草和中缓急，酸甘化阴，生姜、大枣调和脾胃。

4 反流性食管炎

小柴胡汤

组成：柴胡15克，黄芩10克，党参10克，法半夏10克，生姜4片，甘草6克，大枣5枚。

功效：和解少阳。

主治：反流性食管炎。

方解：方中柴胡疏少阳之郁滞，黄芩清胸腑之郁热，党参健脾养血生津，生姜、半夏调理胃气、降逆止呕，甘草、大枣益气和中。

5　消化性溃疡

肝郁气滞型——胃苏饮

组成：苏梗10克，陈皮12克，香橼皮12克，佛手9克，枳壳9克，大腹皮10克。

功效：理气通降。

主治：消化性溃疡属气滞者。

方解：方中香橼皮、佛手、枳壳理气解郁，降浊升清，陈皮健脾行气，苏梗、大腹皮理气和胃。

脾虚气滞型——补中生肌汤

组成：黄芪20克，党参15克，炙甘草12克，赤芍15克，白英9克，制乳香5克，当归9克，茯苓5克，海螵蛸15克。

功效：补中助运，消瘀生肌。

主治：消化性溃疡属脾虚者。

方解：方中黄芪、党参、甘草补益中气，当归、赤芍活血通络，白英、乳香消腐生肌，茯苓、海螵蛸运痰制酸。

肝胃郁热型——百合汤

组成：百合30克，乌药9克。

功效：清热理气疏肝。

主治：消化性溃疡属气郁化热者。

方解：方中百合清热降肺气，乌药行气止痛。

脾胃虚寒型——健脾汤

组成：吴茱萸3克，黄连4.5克，党参9克，茯苓9克，白术12克，半夏9克，陈皮6克，白芍12克，炙甘草4.5克，瓦楞子24克。

功效：益气健脾，缓急止痛。

主治：胃与十二指肠溃疡、慢性胃炎。

方解：方中吴茱萸、黄连降逆止呕，党参、白术、茯苓、半夏、陈皮理气健脾，白芍、甘草缓急止痛，瓦楞子制酸缓痛。

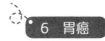

6 胃癌

脾胃虚弱型——健脾消癌饮

组成：党参15克，茯苓15克，白术12克，香附12克，莪术10克，法半夏10克，丹参30克，半枝莲30克，白花蛇舌草30克，甘草6克。

功效：健脾散结，解毒抗癌。

主治：晚期胃癌。

方解：方中四君子汤健脾益气，莪术、丹参活血化瘀，半枝莲、白花蛇舌草清热解毒，香附理气止呕，法半夏消痞散结。

气滞血瘀型——参赭桃红汤

组成：人参9克，代赭石18克，娑罗子18克，陈皮9克，当归15克，厚朴9克，白术12克，红花9克，桃仁9克，黄芪30克，生甘草3克。

功效：健脾行气，活血止痛。

主治：胃癌胃脘疼痛，痞满呃逆，消化不良，精神萎靡。

方解：方中厚朴、白术、陈皮、生甘草健脾渗湿、行气消胀，黄芪、人参补气扶正，代赭石、娑罗子理气扶正，当归、红花、桃仁活血化瘀、软坚止痛。

肾气亏虚型——豆芪汤

组成：刀豆子30克，黄芪40克，人参10克，麦冬10克，猪苓15克，白术10克，肉桂3克，巴戟天15克，半夏10克，制南星10克，莪术15克。

功效：益肾健脾，解毒化瘀。

主治：晚期胃癌。

方解：方中刀豆子温中降逆补肾，黄芪、人参、麦冬、猪苓、白术健脾和中、益气生津，肉桂、巴戟天温煦肾元，半夏、制南星以毒攻毒、化痰散结，莪术行气破血、消积止痛。

13

中药的煎煮与服用有哪些注意事项

1 中药的煎煮有哪些注意事项？

随着国家对中医药事业的重视，现在越来越多的人喜欢用中药汤剂来治疗疾病，特别是小孩和慢性病患者。但是，如果中药汤剂煎煮不当，会直接影响中药的疗效，而采用最佳的中药煎煮方法能更好地提高中药的疗效。

煎药器具

保暖性能良好的砂锅、砂罐等陶瓷器皿。忌用铁、铝、铜等金属器皿。

煎药水量

头煎时，将饮片适当加压后，水面高出饮片1.5～3厘米即可，复煎时水面没过药材即可。

煎前浸泡

煎煮前将饮片用冷水适当浸泡，既有利于有效成分的溶出，又可缩短煎煮时间，避免因煎煮时间过长，导致有效成分散失或破坏过多。夏季气温高，应适当缩短浸泡时间以免药液变质。

煎煮火候

煎药一般宜用武火使药液迅速沸腾，然后改用文火使药液保持沸腾。有效成分不易煎出的矿物类、骨角类、介壳类药物及补虚药，一般宜文火久煎1小时左右，使有效成分充分溶出。解表药及其他含挥发性物质的药，宜用武火迅速煮沸，改用文火维持沸腾10分钟左右即可。

及时滤汁

将药煎好后应趁热滤取药液，以防止药液温度降低后有效成分反渗入药渣内。取汁时宜绞榨药渣，以充分挤出药物有效成分，减少浪费。

煎煮次数

一剂药最好煎煮3次。以花叶类为主或饮片薄而粒小者，也至少应该煎煮2次。将煎好的药液混合后分次服用，急性病则一煎一服。

注：煎煮过程中视情况可以补加适量开水，并适当搅拌，防止溢锅、糊锅。糊锅的药不宜饮用。

 2 中药的服用有哪些注意事项？

服药时间

具体服药时间，应根据病情的需要及药物的特性来定。一般来讲，对胃有刺激性的药宜饭后服用，以减少对胃的刺激；消食药宜饭后及时服用，使药物与食物充分接触，以利其充分发挥药效；驱虫药等治疗肠道疾病的药，需要在肠内保持较高浓度，因此宜在清晨空腹时服用；峻下逐水药晨起空腹服用不仅有利于药物迅速入肠发挥作用，且可避免夜间频频入厕影响睡眠。

注：除消食药外，一般药物不论饭前饭后服用，服药与进食都应该间隔30～60分钟。

服药剂量

一般情况下每日1剂，分2～3次服用；病情急重者，可每隔4小时左右服药1次，昼夜不停，以利顿挫病势；呕吐患者服药宜少量多次；服用药力较强的发汗药、泻下药时，应适可而止，一般以得汗或得下为度，不必尽剂，以免因汗、下太过，损伤正气。

服药冷热

汤药多宜温服。治疗热病用寒凉药，患者欲冷饮者可凉服；治疗真寒假热证也有热药凉服者。

　　注：服药期间饮食宜清淡，忌食辛辣、生冷之品及肥甘厚味，忌烟、酒、茶水、绿豆汤等。若服用过程中出现恶心、呕吐，建议少量频服或加生姜汁数滴，也可喝完药后含一片生姜于舌下。服药期间作息时间宜规律，避免熬夜，以利身体康复。

胃食管反流，中医怎么看？

胃食管反流在中医属噎嗝、胸痛、胃脘痛、泛酸、嘈杂、呕吐、反胃等病范畴。导致这种病的原因可以归结为饮食失调、情志不畅、劳累过度等。

中医认为胃食管反流是由于饮食、情志、劳累等原因损伤了脾胃，而胃火浊邪上逆导致反流，也就是说脾胃虚损为本，胃火浊邪上逆为标。针对胃食管反流的这个特点，治疗时当标本兼治，攻补兼施。一方面要健脾和胃以治本，另一方面要泻火降逆以治标。

中医名家经验：国医大师徐景藩教授以药代茶，取厚朴花、橘皮、玉蝴蝶，泡水频饮，使药力持久。若有口苦口干、大便干结等郁热症状，可加麦冬；嗳气频繁，可加枳壳、沉香、柿蒂等降逆和胃之品；阴液不足，则加用麦冬、玉竹、杏仁等以滋阴润燥。除此之外，徐教授还根据食管的生理功能，提倡用卧位服药法，使药物在食管中停留时间更长，以增强治疗效果。具体的方法是：把汤剂浓煎，头煎与二煎各取150毫升左右，加入藕粉或山药粉二匙，文火调匀边煮边搅，煮成糊状，含服，平卧勿起，不少于半小时，如果是晚上睡前服药，服后即睡，效果更佳。

本病病程冗长，与情志、饮食密切相关。因此，患者应保持情志的舒畅、愉悦，避免较大的情绪波动，饮食不宜过饥、过饱，尽量戒酒，戒食辛辣，忌浓茶，睡眠时抬高枕头15～20厘米，同时树立信心，坚持综合治疗，是可以治愈本病的。

15

急性胃炎有哪几种证型

中医认识到急性胃炎有发病急、病程短的特点，大部分属实证、急证，但也有脾胃宿疾在脾胃虚弱时突然病情加重引发本病的。本病可分为以下几种证型。

1 外邪犯胃

主症：突然胃脘疼痛，呕吐清水及食物，胃口差，可伴有发热恶寒、头身疼痛、舌苔白腻、脉弦紧。

治法：疏散外邪，化浊和胃。

方剂：藿香正气散。

2 饮食停滞

主症： 呕吐酸腐、胃痛胃胀、腹痛拒按，呕吐后疼痛减轻、进食后加重，大便臭秽秘结，苔厚腻，脉象滑数。

治法： 消食导滞，和胃止呕。

方剂： 保和丸加味、小承气汤、竹茹汤。

3 肝气犯胃

主症： 呕吐酸腐、嗳气、两胁胀痛、心情烦闷，发病多与情绪波动有关，饮食减少，舌边红，苔薄腻，脉弦。

治法： 理气疏肝，和胃止呕。

方剂： 四七汤加减、柴胡疏肝散加减、四逆散加减。

4 胃热炽盛

主症： 胃脘疼痛胀满，疼痛处有烧灼感，口干口苦，恶心呕吐，甚者呕血、解黑便，饮食喜冷恶热，大便干结，尿黄，舌质红，苔黄厚腻，脉滑数或弦数。

治法： 清热止痛，凉血活血。

方剂： 大黄黄连泻心汤、十灰散。

5 寒邪犯胃

主症： 突发胃痛，热敷上腹部疼痛减轻，受寒疼痛加重，多因饮食生冷引起，畏寒怕冷，手足不温，口淡不渴，舌苔薄白或白腻，脉象沉迟。

治法： 温中散寒，和胃止痛。

方剂： 良附丸加减。

6 湿热阻胃

主症：脘腹疼痛、呕吐，泻黄色水样便或夹黏液，烦躁口渴，多由饮食不洁引起。

治法：清热利湿，芳香化浊。

方剂：葛根芩连汤加味、连朴饮加味。

7 食毒证

主症：胃脘拘急疼痛、恶心呕吐，严重者呕血、解黑便或神志不清，嘶哑失音，舌质青紫，脉象弦或结代。

治法：清胃解毒，化瘀止痛。

方剂：黄连解毒汤、五味消毒饮。

急性胃炎起病快，病情急，适当应用中医治疗，可以达到事半功倍之效。此外我们平时应尽量少食生冷，勿食不洁食物，忌浓茶、少饮酒，尽量避免对胃的不良刺激，做一个"护胃达人"。

Question

16

中医怎么对付顽固
的慢性胃炎

　　慢性胃炎是难治性疾病，目前现代医学尚缺
乏特效诊治手段，且病情易反复，而中医在治疗
本病上有较丰富的经验。慢性胃炎归属于中医胃
脘痛、痞证、腹胀、嘈杂等范畴。

　　国医大师邓铁涛教授认为，引起慢性胃炎的
病因是多样的，可由烦劳紧张、思虑过度、暗耗
元气、损伤阴液而引起，也可因长期饮食失调、
病后失养导致。邓老认为本病属本虚标实，本虚
是指脾胃受损，以致体质亏虚，"脾胃为后天之
本"，后天之本的亏损是发病的前提和本质；标
实是指在脾胃受损的基础上，继发的瘀血、痰湿
等证。中医认为治病求本，因此补脾气、养胃

阴是治疗慢性胃炎的根本。但标和本的关系又是辩证的，标实不除，本虚难固，所以治疗时也应根据患者的个体情况选用活络化瘀、除湿化痰、清热退火的治法，邓老治疗本病的基础方为：太子参30克、茯苓12克、山药12克、石斛12克、麦芽30克、甘草5克、丹参12克、鳖甲30克（先煎）。邓老还指出，本病是慢性疾病，日久及肾，而脾胃为后天之本，肾为先天之本，先天之本有赖于后天之本的濡养，脾属土，肝属木，脾虚往往易受肝木乘之，因此，治疗时要注意脾、肾及肝、脾之间的关系，适时选用调养肝、脾、肾的中药。

岭南名医劳绍贤教授在治疗慢性胃炎上亦有独特的经验。劳教授根据慢性胃炎多有饱胀症状的特点，在辨病辨证的基础上创立消胀之法：辛开苦降消胀、清肝泄热消胀、疏肝利胆消胀、补气活血消胀，兼以养阴益胃生津、健脾升清和胃，临床上疗效显著。

中医历来十分重视脾胃的养护，在长期对胃病的研究中，积累了宝贵的经验，创立了半夏泻心汤、香苏散、藿香正气散、香砂六君子汤等治疗胃病的方剂，在辨证论治的基础上，结合现代医学的成果，中医治疗慢性胃炎取得了越来越令人满意的效果。

17

中医如何认识和防治消化性溃疡

平常生活中，小麦是一位热衷于美食的年轻小伙，但有一天同事聚餐，他却"停杯投箸不能食"。同事关心地问："小麦，今天你怎么胃口不好呢？是心里边有什么不痛快吗？"小麦沮丧地回答："不是的，是口腔溃疡，吃不下。"口腔溃疡，是一种发生于口腔黏膜的溃疡性损伤，相信不少的朋友都有过小麦这样的经历，当发生口腔溃疡时，那种灼烧样疼痛真不好受，严重时还会影响饮食和说话。现在，我们来了解一种在胃镜下才能看见的溃疡——消化性溃疡。

溃疡，就是指皮肤或黏膜组织的缺损、溃烂。消化性溃疡主要指发生在胃和十二指肠的慢性溃疡，即胃溃疡和十二指肠溃疡，主要是由于消化液中的胃酸和胃蛋白酶对胃肠黏膜的自身消化作用造成的。溃疡不同于糜烂，溃疡造成的黏膜缺损超过黏膜肌层，其临床常表现为慢性、周期性、节律性的上腹痛。其中十二指肠溃疡表现为餐前疼痛，餐后疼痛缓解，一部分患者会有午夜痛，常被痛醒；胃溃疡疼痛不甚规则，常在餐后发生。

随着对消化性溃疡发病机制研究的不断深入，尤其是幽门螺杆菌的发现，现代医学治疗消化性溃疡已取得良好的疗效，溃疡的近期愈合已不是大问题。总的来说，现代医学治疗消化性溃疡主要从抑酸、保护胃黏膜、抗幽门螺杆菌等方面入手。尽管疗效确切显著，但停药后易复发，抗幽门螺杆菌药易产生耐药，且药物多存在一定的毒副作用。中医治疗不从杀菌着手，而是采取疏通胃周围的气血，活血化瘀，解除胃拘急冷结或热毒积聚的不良状态，最终促进溃疡的自然愈合，因此中医药在提高溃疡愈合质量、降低复发率、减少药物副作用等方面有特殊的优势。

消化性溃疡属于中医学胃脘痛、嘈杂等范畴，痛时可牵连胁背，或者兼有脘痞胸闷、恶心呕吐、纳差、嘈杂、嗳气、吐酸，甚至有呕血、便血等症状。

中医认为消化性溃疡发病诱因可归纳为七情刺激、饮食不节、劳倦内伤、外感六淫等。病变部位在肝、脾、胃三个脏腑。其发病与肝脾胃功能失调、气血失和有关。在生理上，肝主疏泄，脾主升清，胃主降浊。若肝疏泄功能良好，则升降相因，气血调和。在病理上，情志失调可导致肝失疏泄、肝脾不和，引起气机阻滞、升降障碍、气滞不通而发生疼痛，正如《黄帝内经》所说："木郁之发……民病胃脘当心而痛。"如果饮食没有规律或没有节制，就会使脾胃损伤，导致脾胃功能失调，气机逆乱。

如果劳倦内伤、素体亏虚，就容易受外邪侵袭，引起痰瘀湿滞。上述各种原因最终导致胃络气血不畅，血瘀内停。瘀血积久化热，则腐肉损肌，形成溃疡病灶。病损日久，伤及阴络则血内溢，伤及阳络则血外溢，导致溃疡出血或穿孔。

辨证上，消化性溃疡可分为肝气犯胃、肝胃郁热、寒邪客胃、瘀血停滞、胃阴亏虚、脾胃虚寒六个证型，临床上可分别选用柴胡疏肝散、化肝煎、良附丸、失笑散合丹参饮、一贯煎合芍药甘草汤、黄芪建中汤来治疗。

治疗时可以根据消化性溃疡的特点，分期论治。如急性期出现呕血、便血时，以治标为要，治疗以凉血止血为主；后期虽溃疡已处于愈合期或瘢痕期，但患者仍会觉得胃脘部隐痛不适，这是由于溃疡病后期多为阴虚血瘀，阴虚不荣则痛，故表现为隐痛，为早期郁热迁延伤阴所致，此类患者多有口干多饮、大便秘结等胃阴不足的表现，治疗应从养阴化瘀止痛入手。另外，通过临床观察和胃镜检查可以发现，中西医结合疗法不仅可改善溃疡愈合质量，而且可降低溃疡的复发率，因此，临床上多采用中西医结合的方法治疗消化性溃疡。

中医如何认识和防治胃下垂 ？

有一种消化道疾病是比较容易让体形瘦长者、经产妇女、久病体弱者、腹部手术者受伤的，这种病叫胃下垂。在正常的情况下，人站立时胃的下缘是不会到达盆腔的，简单地说，就是不会超过肚脐下两个横指。当膈肌的悬吊力变弱，腹肌力量不足，或邻近脏器和相关韧带的固定作用减弱时，就可能出现胃下垂。胃下垂在临床上主要的症状是腹痛、腹胀、恶心、食欲下降、便秘等。依据患者的症状、体征、X线钡餐检查，可以对胃下垂做出明确的诊断。

中医称胃下垂为胃缓，是指人气机升降异常，中气下陷，胃脘弛缓，从而出现脘腹痞满、坠胀不舒、胃脘疼痛、辘辘有声等以脾胃虚弱为特点的一种慢性病。据中医的传统理论，"脾主升清"，脾气的升提是维持机体脏腑恒定于体内某一固定位置的先决条件，因此胃下垂的根结在于脾气受损，脾气虚弱导致气血运化失调，气血精微不能供应到脏腑，久而久之筋脉就会弛缓不能收缩，无力将胃的位置固定，最后导致胃的下垂。《黄帝内经》告诉我们"下者举之"，因此胃下垂的治疗多从补中益气、升阳举陷两种治法入手。当然，临床上很少有纯虚或纯实的病例，治疗也要遵从辨证施治的原则进行。下面，结合几个病例谈谈胃下垂的辨证分型和治疗。

1 病例一

老张是一位50岁的患者，经常觉得肚子胀得厉害，尤其是进食后，胃口很差，偶尔还会便血，脉象虚细，十多年前钡餐检查诊断出胃下垂11厘米。来看病时，他面色苍白，说话声音很低，我给他辨为气血两虚证，开了补中益气汤，加大了其中黄芪的用量。过了一个多星期，他又来了，但这次是因为拉肚子，舌苔变得厚腻起来。原来是吃错了东西，湿邪内蕴，于是给他开了藿香正气散，嘱咐他止泻后再来。三诊时他湿邪已去，就继续让他服用补中益气汤，2个月后复查钡餐，胃下垂10厘米。7个月后再查钡餐，有了明显的进步：胃下垂4厘米，腹胀、纳差等症状都消失了。

2 病例二

小徐是个刚大学毕业没多久、又高又瘦的小伙子。据他所说，自上大学以来，他常常感觉肚子疼痛胀闷，胃口不好，吃东西后觉得口里泛酸水，有时还会呕吐，精神疲倦，四肢乏力，大便有时溏烂，有时干结，这些症状困扰了他好多年。钡餐检查提示：胃溃疡、十二指肠憩室，胃下垂12厘米。他的脉象濡细，舌苔薄白。他是典型的脾胃虚弱患者，应该采用健脾益气的方法来进行治疗，我当时给他开了香砂六君子汤，经过了3个月的随症加减，临床症状全部消失，复查钡餐：胃下垂4厘米。

3 病例三

小魏是一位21岁的"骨感美女"，有呕吐泛酸、腹痛腹胀等症状两三年，最近还常觉得两边胁肋胀痛，晚上经常睡不好，钡餐显示胃下垂12厘米并有轻度幽门梗阻。小魏这种情况属于肝胃不和，治疗首先要降逆止呕、疏肝和胃，我给她开了乌贝散合香砂六君子汤。吃了一个礼拜，呕吐症状消失后，我还是从补中健胃入手，在香砂六君子汤中加了黄芪、吴茱萸等几味中药。2个多月后，她前来复诊，不仅症状消失，体重还有所增加。

总之，我个人治疗胃下垂的经验是：要在辨证论治的原则下以补中健脾益气为主。前期要在调理脾胃基础上重点消除临床各种症状，后期偏重于改变脾胃虚弱体质和升提胃体的位置。除了中药内服，敷药法、针灸、气功等方法对胃下垂也有非常显著的功效。

中医如何认识和防治胃癌 ?

胃癌是严重威胁人类健康的一种恶性肿瘤。"癌"字是在古汉字"嵒"字上加一个"疒"偏旁。嵒是岩的异体字,《说文解字》注:"山崖也。从山,从品。"徐铉注释:"象岩崖连属之形。"这告诉我们,癌症的肿块凹凸不平,边缘不齐,坚硬不移,形如岩石。癌也称恶性肿瘤,《说文解字》注:"恶,蝮一类毒蛇;肿即臃,不溃烂者为肿。"《释名·释疾病》记载:"瘤,流也。血流聚而生瘤肿也。"从字面上解读,我们可得到这样关于癌的印象:血运行不畅,演变为像石头一样不溃烂的臃肿,如毒蛇盘踞体内,害人性命。

根据胃癌的进程，可将胃癌分为早期胃癌和进展期胃癌，早期胃癌70%以上可毫无症状，也可无任何体征，或者仅有一些非特异性消化道症状，进展期胃癌最早出现的症状是上腹痛，时伴纳差、厌食、消瘦、乏力和贫血、早饱感，有的患者可扪到上腹部肿块。

　　胃癌常见的治疗方法有手术切除、化疗、放疗、免疫治疗、靶向治疗和中医药治疗等。中医在认识和治疗癌症时，并不单纯关注瘤体大小，而是更多地从整体出发，重视整体调养，注重患者生存质量，因此中医药在防癌治癌方面，其作用是其他治疗方法不可替代的。

　　中医认为胃癌是脾胃功能失调而产生的一种积聚性病变，病位在胃，其本在脾，病因病机与虚、热、毒、痰、瘀有关，其中以脾虚为最基本的因素之一，并且恶性肿瘤的脾虚证具有与一般脾虚证不同的特点。

　　胃癌多因忧思恼怒、情志不遂或饮食不节，以致肝失疏泄、胃失和降，或久病损伤脾胃，致脾胃运化失职，痰凝气滞、热毒血瘀交阻于胃，积聚成块而发病。很多患者得病以后，把希望寄托在一些民间偏方、秘方上。虽然有些成方、专方确实能取得一定疗效，但胃癌诊治的关键在于古人所说的"谨守病机"，抓住"脾虚"这一关键，在此基础上，辨清不同患者不同的"邪实"情况，或同时存在的其他脏腑功能虚损的表现，采取清热解毒、软坚散结、补肾培本等相结合的治则来辨证用药，以达到纠正机体的机能失衡、阻遏肿瘤进展，最终控制肿瘤的治疗目标。

　　中医药的治则和处方，在肿瘤治疗的不同阶段是有区别的。比如对于准备行手术治疗的患者，在术前，可通过健脾益气、解毒化痰等治法，让患者食欲改善，体力增加，精神好转，能够有信心接受手术治疗，临床上可选用黄芪、茯苓、枳壳、广木香、佛手、川楝子、郁金、青皮一类的药物；术后患者一般会出现脾虚气滞、脾胃不和，此时可以通过平胃散等方剂健脾益气，令精神好转，食量增加，为进一步接受全身化疗做好准备；放、化疗后，中医药可以减少放、化疗中出现的副作用，如逍遥散加减、香砂六君子汤加减、橘皮竹茹汤加减、参苓白术散等可缓解化疗带来的消化道副作用；枸杞子、女贞子、何首乌、山茱萸、菟丝子、补骨脂、杜仲等滋补肝肾之药，可用于改善放疗导致的部分患者白细胞下降、血小板减少、贫血等骨髓抑制的情况；而对放疗后出现的全身乏力、精神不振、心慌气短、咽干舌燥、虚汗不止、发热等全身症状，与放疗损伤人体、体内热毒过盛相关，可通过中药清热解毒，生津润燥，凉血补血，滋补肝肾。

总之，配合多种治疗方法，积极运用中医药，可以让胃癌患者活得更久、活得更好。

Question

20

中医如何认识和防
治功能性消化不良 **？**

　　流行歌曲《最近比较烦》里的有这么一句歌
词："女儿太胖儿子不肯吃饭。"这句话可以说
唱出了许多为人父母的烦恼。在物质丰富的现代
社会，爸爸妈妈总担心自己小孩的饮食问题，有
的是担心小孩厌食挑食，有的则是担心营养过
剩。确实，现在很多独生子女，多是被父母、爷
爷、奶奶、姥爷、姥姥"众星捧月"，嘴里塞满
食物，肠胃应接不暇。这些小孩，要么挑食厌
食，要么消而不化，不长身体，而且容易口臭、
咽喉反复发炎、腹胀、嗳气、便秘、睡觉蹬被
子，有的会出现磨牙、流口水的症状。其实，还
是俗话说得好："若要小儿安，七分饥与寒。"

消化不良不仅会出现在小儿身上，还时常困扰着现代上班族。在市场经济大浪潮中，人们的生活节奏加快，工作、学习压力日益增加，精神日趋紧张，困扰人们的各种各样问题越来越多，情志怫郁，久思抑郁气机，肝气郁结犯胃，损伤脾胃，纳运失职，形成食积、湿热、痰、瘀等病理产物，阻滞中焦气机，脾胃升降失司，导致胃肠功能紊乱，出现功能性消化不良各项症状。

功能性消化不良曾称为非器质性消化不良、非溃疡性消化不良，是指一组持续或反复发作的，以中上腹部疼痛或上腹部胀满不适、早饱、嗳气、恶心、呕吐等症状为主要表现，但又检查不到器质性疾病的临床症候群。中医学虽然没有功能性消化不良的名称，但中医的胃脘痛、嗳气、痞满、反胃、呕吐、吐酸、嘈杂等病都与功能性消化不良有关。

中医认为，功能性消化不良其病位在胃，涉及肝脾二脏，病性有虚有实，以虚为主，主要原因在于脾气不足，属于本虚；在标以气滞血瘀、食积、痰湿等为主，属实。治宜标本同治，以健脾理气法为基本治法，在健脾理气的基础上，随症加减施治。

实证方面： 具有胸脘痞闷、纳呆、嗳腐吞酸、恶心呕吐或吐出宿食、舌淡、苔厚腻、脉弦滑等表现的是饮食积滞证，治宜消食导滞、和胃降逆，可选用保和丸加减；具有胸脘痞闷、恶心呕吐、痰多、头晕目眩、身体倦怠、舌淡、苔薄白、脉滑等症状的是痰湿内阻证，治宜燥湿化痰、理气和中，方剂可选用平胃二陈汤加味；出现胸脘痞闷、两胁胀痛、时时叹息、心烦易怒、嗳气频作、舌淡、苔薄白、脉弦等症状的属肝郁气滞证，治宜疏肝解郁、理气消痞，方剂可选用越鞠丸合四逆散加味；出现胃纳不香、胃脘痞闷、恶心呕吐、嗳气、泛吐清水，或伴恶寒发热、舌苔薄白、脉紧或濡的，属外感湿浊证，治宜解表化湿、理气和中，方剂可选用藿香正气散加减。

虚证方面：出现脘腹满闷，时轻时重、喜温喜按，纳呆便溏、神疲乏力、少气懒言、语声低微，舌质淡、苔薄白、脉细弱等症状时属脾气虚证，治宜健脾益气，方剂可选用六君子汤加味；出现胃脘隐痛、嗳气干呕、饥不欲食、口干咽燥、舌红少津、苔少或花剥、脉细数等症状时属胃阴虚证，治宜养胃益津，方剂可选用益胃汤加减。

此外还有很多治疗功能性消化不良的中成药，安全有效，价格合理，患者可根据自身情况选用，如脾胃虚弱者可选用香砂六君子汤，脾胃不和者可选用香砂枳术丸，中气不足者可选用补中益气丸等。

21

中医如何认识和防治幽门梗阻

　　幽门是胃的下口，也就是胃和小肠相连的部位。《难经》中的说法是"太仓下口为幽门"。"太仓"指的就是我们的胃。为什么把胃和小肠相连的部位称作"幽门"呢？幽，指深邃幽远，食物经过胃到达小肠，而小肠是消化管中最长的一段，在肚子里如"九曲黄河"，确实有"曲径通幽"的感觉，因此中医学把胃和小肠的连接口称为幽门。

　　幽门梗阻是指幽门处间歇性或永久性狭窄，胃内容物不能顺利通过而出现上腹部饱胀、疼痛、呕吐，以及由此引起的营养障碍、水电解质和酸碱平衡失调等一系列临床症状，是消化性溃疡的常见并发症之一，其形成有痉挛性狭窄、水肿性狭窄和瘢痕性狭窄三种原因。现代医学常用禁食、插胃管、洗胃、补液、外科手术等治疗方法。通过中医辨证治疗，也往往能取得很好的治疗效果。

我们知道，胃主通降，就是说胃有向下传递食物的功能。这里的"通降"包含两层含义：一是通畅。胃的贲门接受来自食管的食物，经过胃的初步消化，又通过幽门传递到小肠。二是下降。食物的传输是一个由上而下的过程，如果下降过程失常，就会出现恶心、呕吐、泛酸、呃逆等疾病。幽门梗阻，正是胃的通降功能出现了问题。

幽门梗阻属中医呕吐、胃反、翻胃范畴。关于胃反，医圣张仲景在《金匮要略》中这样论述："趺阳脉浮而涩，浮则为虚，涩则伤脾；脾伤则不磨，朝食暮吐，暮食朝吐，宿谷不化，名曰胃反。"趺阳脉候的是中焦脾胃之气，趺阳脉浮而涩，浮说明胃阳虚浮，胃气不降，涩说明是脾阴虚损，脾失健运。胃阳不足，脾阴亏虚，就不能腐熟胃内的水谷，接着就会出现朝食暮吐、暮食朝吐、宿谷不化的胃反证。唐代的王冰在《素问》注文中说："食入反出，是无火也。"高度概括了反胃的根本是真火衰微，胃寒脾弱。脾胃虚损，时间长了，胃的络脉不通，则气滞血凝，幽门瘀阻，因此金元四大家之一的朱丹溪在《丹溪心法·翻胃》中指出翻胃的原因"大约有四：血虚、气虚、有热、有疾"。总之，幽门梗阻多是由于饮食不节、饥饱失常、过食生冷、贪酒无度、忧愁思虑过度等因素损伤脾胃，加上食滞、痰浊、积热、瘀血等因素扰乱脾胃气机的升降导致的，是本虚标实之证。辨证分为脾胃阳虚、水饮内停、痰气交阻、胃中积热、胃阴不足、瘀血内结等几个证型，治疗上可以理中汤、茯苓泽泻汤、竹茹汤、麦门冬汤、膈下逐瘀汤等为主，辨证加减。

第六部分

胃病的
其他中医
疗法

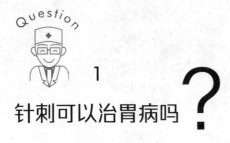

针刺可以治胃病吗？

　　我国考古工作者在北京周口店龙骨山上，发现了北京猿人化石，并发现了十分珍贵的古针，这个发现表明：在原始社会时期，远古人类可能就已经开始用针治疗疾病……

　　公元1027年，时值宋天圣五年，太医院里，人声鼎沸，原来这里正在进行一场关于新进御医的选拔，只见大厅里摆着一座与真人大小相似的铜人，这座铜人是用来选拔最佳针刺学者的，铜人表面铸有经络走向及666个穴位，体内则装着铜制的心、肝、脾、胃、肾、大小肠等五脏六腑。考试的时候，先在铜人表面涂上一层黄蜡，向铜人体内灌满水，学生用针扎刺穴位，如果扎得准确，水就会由孔中流出，否则无水流出，以此判定一个针刺学者对医理的掌握如何，对针刺定位熟悉与否。

针刺是我国中医文化的瑰宝，一枚小小的针，再加上医生行云流水般的手法，便可以针到病除、治病救人。

针刺的作用点在经络上，中医认为人体内有着密密麻麻的经络网——"经为主干，络为分支"，这些经络就像遍布地球的江河湖泊一样互相交融在一起，其中那些大的叫经，细细麻麻的便叫络，人体有十二正经、八条奇经及数不清的脉络，而穴位则是气血汇聚的湖泊。针灸师在针刺穴位的时候，有时像大禹治水一般，疏通淤堵的河流；有时像警察一样，祛除入侵的邪气；有时也像妈妈一样，细心维护正常的血气运行……

针灸已被WHO（世界卫生组织）认可为世界通用医学。对于胃病来讲，针刺有良性的双向调节作用。例如，有研究通过X线下观察，发现刺激中脘、合谷、曲池、胃俞、手三里、承山等穴，对于胃肠蠕动过强者，能使痉挛的胃立即弛缓，幽门开放；而对于胃蠕动弛缓者，又能使胃蠕动立即加强。近年来的研究普遍认为针刺对脾胃疾病有显著的疗效，对某些特定的胃病，如胃神经官能症、急慢性胃炎、贲门痉挛、消化性溃疡等，其疗效甚至优于常规的中、西药对照组。

常见胃病的针刺治疗：

急性胃炎：可选足三里、中枢、大肠俞、胃俞等穴位进行针刺，腹痛严重的患者配中脘，腹泻配天枢，发热配曲池，呕吐配上脘。

慢性胃炎：可选脾俞、胃俞、肝俞、中脘、足三里、天枢、气海等穴位进行针刺。

十二指肠溃疡：可选足三里、内关、公孙等穴位进行针刺，采取平补平泻法。

2

胃病患者如何艾灸

艾灸的作用十分广泛。因为艾草本身性温味苦，有通经活络、散寒祛湿、回阳救逆等作用，且易于燃烧，气味芳香，热力温和，可窜透皮肤，直达深部。

灸法的种类有很多种，适合患者自行操作的灸法有艾条灸、温灸器灸、艾炷灸。

艾条灸是操作最简便的方法，患者去中药店买制成的艾条即可。艾灸的时候先将艾条一端点燃，对准穴位，距皮肤2～3厘米进行温熏，使患者局部皮肤温热而不产生灼痛，一般患处灸5～10分钟，至皮肤红晕为度。

温灸器灸是使用各种温灸器进行艾灸，适用

于面积较大的部位，如胸背部、腹部。

艾炷灸分为直接灸和间接灸。直接灸是将艾炷放在皮肤穴位上直接烧灼，操作不当容易灼伤皮肤，因此家庭自行操作比较推荐间接灸。间接灸可采取隔姜灸，隔姜灸不但不易灼伤皮肤，还能取生姜温中散寒、宣散发表、和胃止呕、通经活络的作用，操作方法是：将生姜切成1~3厘米厚的姜片，用较粗的针或牙签在生姜上刺几个孔，然后将姜片放在穴位上，将艾炷放在姜片上点燃，艾炷燃尽再更换，每个穴位以灸3~7壮为宜，一般皮肤会出现红晕但不起疱，这种方法尤其适用于脾胃虚寒型的胃痛、腹痛、腹泻、呕吐等。

常见胃病的艾灸疗法：

胃痛（消化性溃疡、慢性胃炎）：脾胃虚寒型胃痛，可取中脘、梁门、足三里等穴进行艾灸。足三里用艾条灸5-15分钟，或艾炷灸5-7壮，一般灸至局部发热或略烫、红晕，而不至于烫伤，每两天1次；中脘和梁门穴可用温灸器灸，或用艾条灸10-15分钟。症状减轻后可适当减少施灸次数，痊愈后，若能坚持每周1次对足三里施灸，可以健脾和胃、增强体质、防病延寿。胃痛严重的患者可以加灸脾俞、胃俞以增强艾灸的效果。

胃下垂：每次可在百会、足三里、关元、脾俞、胃俞、中脘等穴中取3个穴，每2-3天1次交替进行艾灸。百会穴在头顶，被头发覆盖，可用艾条悬灸，操作时应注意安全，其他穴位可施行艾条灸、艾炷灸或温灸器灸，10次为1个疗程。

3

胃病有哪些保健穴位

中医里有穴位按摩保健养生的说法，那么什么保健穴位适合胃病患者，又容易操作呢?

1 胃炎

取穴：中脘、阳陵泉、足三里。

穴位找寻：中脘在肚脐上4寸；阳陵泉在小腿外侧，腓骨的外边缘向上推，感到有小骨头阻力的地方下凹陷处即是；足三里，首先找到外膝眼，然后直线向下3寸、胫骨的边缘处即是。

操作：指压中脘穴时，取仰卧位，全身放松，一面缓缓呼气，一面用力指压10分钟，反复10次。指压阳陵泉、足三里穴，一面呼气，一面指压6分钟，每穴反复10次。

注意：阳陵泉穴适用于胃酸高者，足三里穴适用于胃酸低者。

2 胃溃疡

取穴：建里、中脘、巨阙、幽门。

穴位找寻：建里在肚脐上2寸，巨阙在肚脐上6寸，幽门在肚脐上6寸、前正中线旁开0.5寸。

操作：以上腹部疼痛为主者，宜对幽门、建里、中脘穴区反复按揉2～3分钟；以烧心、泛酸为主者，宜对建里、巨阙穴区反复揉按2～3分钟。

注意：对以上提到的穴位进行按摩时应把按与揉结合起来，以穴位为中心把揉的范围扩大，这样效果会更加明显。

3 胃痛

A. 方法一

取穴：内关、手三里、中脘、气海、足三里、公孙，或加肝俞、脾俞、胃俞及天枢。

穴位找寻：内关在前臂掌侧，腕横纹上2寸，两条并排的肌腱之间缝隙处；手三里在前臂背面桡侧，肘横纹下2寸；气海在肚脐下1.5寸；公孙在足内侧缘，第1跖骨基底部的前下方；肝俞、脾俞、胃俞在背部，分别在第九、第十一、第十二胸椎棘突下，旁开1.5寸；天枢位于腹部，平脐位置，前正中线旁开2寸。

操作：先在腹部旋摩20～30遍，再揉按上述穴位各1分钟，每日1次。一般操作1～3次。

注意：病情较重者，应当卧床休息，防止一切精神刺激，并注意保暖，防止胃部受寒；饮食宜清淡，少食多餐，限制食用肥甘厚味，禁烈性酒及辛辣之品；有呕血或黑便时，应密切观察病情变化，及时就诊；调摄好精神，保持心情愉快。

B. 方法二

取穴：合谷、中脘、神阙、足三里。

穴位找寻：合谷在虎口处，相当于第一、二掌骨之间，第二掌骨桡侧中点处；神阙，就是我们的肚脐。

操作：先用手在神阙穴四周按约5分钟，再以双手拇指或食指相互轮流捏按合谷、足三里穴1~2分钟。若疼痛尚未缓解，可再揉按中脘穴10分钟，症状即可减轻或消失。

C. 方法三

取穴：第九至十二胸椎棘突间的两旁。

操作：用拇指在患者第九至十二胸椎棘突间的两旁施以强压，每日1次。

D. 方法四

取穴：内庭。

穴位找寻：在足背第二、三趾间的边缘后方赤白肉际处。

操作：将大拇指贴在穴位处，将中指对放，相向按压。按时会感到疼痛，但要坚持一次按15~20秒，重复数次。

如果您觉得上述疗法还是太复杂，我就给您推荐一个脾胃病治疗的最重要的穴位（没有之一），也是人体的保健要穴——足三里。名医孙思邈提出："若要安，三里常不干。"意思是，如果想要身体安康，就要使足三里常常保持湿润的状态。那么，如何保持这种"不干"的状态呢？古人常常采用化脓灸、瘢痕灸，现在则多用温灸。所以，大家如果真的不好把握这么多的穴位，就找准足三里，好好按摩和艾灸吧。

4

穴位埋线可以治疗胃病吗**?**

滑伯仁在《难经本义》中指出："阴阳经络，气相交贯，脏腑腹背，气相通应。"这段话的意思是说：内在脏腑之气与体表的穴位之间是相互贯通的。因此我们可以通过刺激体表穴位，从而达到调节脏腑功能的目的。这就好比电源开关、电线和灯泡，体表的穴位是开关，经络是电线，内在脏腑是灯泡，我们通过触动开关可以达到调节灯泡亮度的目的。

穴位埋线疗法是在中医基础理论辨证施治原则指导下，将羊肠线埋入穴位内，通过羊肠线这种异体蛋白组织对穴位产生持久而柔和的生理、物理和生物化学的刺激，以此达到治疗疾病的目的，属中医外治法。穴位埋线能够持续刺激体表穴位从而调节内在脏腑气血功能的阴阳平衡，这就好比持续地将电源开关打开，使电流源源不断地通过灯泡，从而保证灯泡的照明功能正常。

近年来，穴位埋线在治疗消化性疾病方面的应用日趋广泛，所取得的临床疗效也颇令人满意。

穴位埋线对胃病的好处有以下几点：

◎穴位埋线是集多种疗法于一身的疗法，其临床疗效较为明显。

◎穴位埋线虽为创伤治疗，但创伤小、副作用小、操作简单、价格低廉，易被患者接受。

◎穴位埋线无须住院，且每次治疗间隔时间长，疗效持久，可以减少患者用药的剂量及频率。

Question

5

简单有效的穴位贴敷有哪些？

在日常生活中，人们都懂得在跌打扭伤后或阴雨天腰腿酸痛时在患处敷上一贴膏药来缓解酸痛，既有效又简便。其实在治疗胃病的时候也可以用这一简便、有效又便宜的方法。

普通老百姓口中的"贴膏药"其实是传统中医疗法中的中药穴位贴敷疗法，是将中药或中药提取物与适当基质和（或）透皮吸收促进剂混合后，制成敷贴剂，贴敷于腧穴上，利用药物对穴位的刺激作用和中药的药理作用来治疗胃病，属于无创痛穴位刺激疗法。

穴位贴敷是祖国医学中的独特疗法之一，其好处有以下几个方面：

◎**作用直接，起效迅速**：药物直接作用于患处，并通过透皮吸收，直达病所，发挥药效。

◎**用药安全，适应证广**：给药途径较为安全，给药方法历经漫长岁月的临床验证，治疗范围涉及多种疾病，具有较高的医疗和保健价值。

◎**使用简便，易于推广**：药剂制作可简可繁，家庭可用较简单的药物配伍及制作，易学易用，经简单学习就可掌握要领。

◎**药源广泛，价廉易取**：药物取材多较简单，甚至有一部分是生活中的常见品，包括葱、姜、蒜等，就地取材，无须耗费过多金钱。

◎**稳定可靠，副作用小**：穴位贴敷是将药物施于体表，便于随时观察、了解病情变化，随时加减更换，很少发生不良反应，具有稳定可靠的特点。

耳穴压豆可以治疗胃病吗？

耳穴压豆是用胶布将药豆（主要是王不留行）粘贴于耳穴处，给予适度的揉、按、搓、捏、压，使之产生酸、麻、胀、痛等刺激感应，以达到治疗目的的一种外治疗法。

1 王不留行

相传，西晋文学家左思在婚后不久，生下长女惠芳，不料妻子产后乳汁不下，小女饥饿哭啼，左思于是外出寻求催乳良方，乡间路上，遇一郎中高歌"穿山甲、王不留，妇人服后乳长流……"左思听后如获至宝，急忙回家以王不留行配药，左夫人顿服，不久便见效。左思因此而作诗："产后乳少听吾言，山甲留行不用煎。研细为末甜酒服，畅通乳道如井泉。"这种名叫王不留行的药豆，因其通乳之效而挺立于群药之中，它还因合适的大小及活血通经之效，从绿豆、白芥子、决明子等药物中脱颖而出，成为压耳穴的首选药物。

2 耳穴

耳穴是指耳上的穴位。《灵枢·口问》曾说："耳者，宗脉之所聚也。"全身各大脉络汇聚于耳，因此耳与全身脏腑联系密切，人的五脏六腑均可以在耳朵上找到相应的穴区，当人体患有疾病时，往往会在耳廓上相关穴区出现反应，刺激这些相应的穴区，可起到防病治病的作用。

有临床研究报告指出，耳穴压豆治疗胃病有一定的疗效。耳穴中胃、脾、肝穴为理气要穴，具有健脾、和胃、止痛的作用；交感、神门、内分泌穴对内脏有较好的镇痛和解痉作用，并能调节迷走神经，改善人体精神状态，缓解紧张情绪，这种非药物的治疗方法正越来越多地被采用，应用于慢性疼痛并取得了较好的效果，患者也易于接受。

治疗胃病常用耳穴

穴位名称	适应证
直肠	便秘、腹泻、脱肛、痔疾
交感	胃肠痉挛、胆绞痛
腹	腹痛、腹胀、腹泻
贲门	贲门痉挛、神经性呕吐
胃	胃痉挛、胃炎、胃溃疡、失眠、牙痛、消化不良、恶心呕吐
十二指肠	十二指肠溃疡、胆囊炎、胆石症、幽门痉挛、腹胀、腹泻、腹痛
脾	腹胀、腹泻、便秘、食欲不振
耳背脾	胃痛、消化不良、食欲不振

操作方法：将表面光滑的圆球状或椭圆状的王不留行，贴于0.6厘米×0.6厘米的小块胶布中央，然后选择1~2组耳穴，以酒精棉球轻擦消毒，左手手指托持耳廓，右手用镊子夹取分割好的方块胶布，中心粘上准备好的药豆，对准穴位紧贴压其上，并轻轻揉按1~2分钟，使患者耳朵感到酸麻胀或发热。每次以贴压3~5穴为宜，每日按压3~5次，每次按压30~60下，隔1~3天换1次，选两组穴位交替贴压。两耳交替或同时贴用。

Question

7

胃病患者适宜哪些养生方法 ?

　　《黄帝内经·上古天真论》里，黄帝向岐伯问了这样一个问题：为什么上古之人，都能活到一百多岁，而且"动作不衰"？岐伯回答说，这是因为上古之人"法于阴阳，和于术数，食饮有节，起居有常，不妄作劳"。岐伯这句话，实在是胃病患者养生的总则：顺应四时阴阳变化，生活起居有规律，饮食有节、五味和调，劳逸结合、保养神气，锻炼身体、保精养神。这里边的"术数"，指的是各种养生的方法，那么，有哪些养生方法是适宜胃病患者的呢？

　　在中医范畴，养生的方法有很多种，除了常见膳食养生外，患者还可以根据个人的兴趣选择功法养生、音乐养生、志趣养生等。功法养生有八段锦、易筋经、五禽戏、太极拳等可供选择。音乐可舒畅情志、和谐身心、调节呼吸，患者可根据自身需要选择不同种类的音乐。志趣养生是通过培养兴趣达到怡神养性的目的，在这一方面，祖先给了我们丰富的遗产，像弹琴、弈棋、绘画、票戏、养花、垂钓等都是绝佳的养生方法。

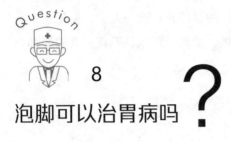

8

泡脚可以治胃病吗？

　　古人说："人之有脚，犹树之有根，树枯根先竭，人老脚先衰。"中医认为脚是人的"第二心脏"。而泡脚是我国的传统民间疗法，是根据中医理论，使用中药汤剂刺激脚部的穴位和经络，以促进气血运行、调节脏腑功能、平衡体内阴阳的一种治疗方法。

　　泡脚对胃病的防治作用主要有两方面。第一，药物本身的作用。药物是可以通过皮肤被人体吸收利用的，加上脚部的汗腺、血流比较丰富，泡脚时水温使脚上的毛细血管充分扩张，药物更加容易渗入到血液循环中，扩散全身、到达患处而发挥作用。第二，通过经络腧穴调节脏腑功能。我们的脚是足阳明胃经、足太阳膀胱经、足少阳胆经的终点站，也是足太阴脾经、足少阴肾经、足厥阴肝经的起点站，同时还分布着60多个穴位，其中有很多是治疗胃病的重要穴位，药物可通过刺激这些经络腧穴达到治疗的效果。

泡脚方一：萝卜150克，薤白、生姜各50克，香附50克。将材料清洗干净后加水2000毫升浸泡10分钟，煎煮10分钟后去渣取汁，等药汁降温到45度左右浸泡双脚，每次30分钟，早晚各1次，此方对慢性胃炎有较好的效果。

泡脚方二：干姜、肉桂各30克，高良姜、香附各50克，砂仁20克，将这5味药用2500毫升清水浸泡15分钟后，水煮20分钟，去渣取汁，待药汁温度适合后浸泡双脚，早晚各1次，此方对虚寒型胃痛有良好的效果。

胃痛失眠的患者可加酸枣仁、首乌藤、合欢皮、远志，血虚者可加当归、熟地黄、白芍。

◎空腹时不宜泡脚。这是因为泡脚过程中会消耗人体的热量，空腹泡脚容易引起低血糖。

◎饭后1.5小时内不宜泡脚，这是因为饭后血液集中在消化管，饭后泡脚，影响消化，也会加重胃病。

◎泡脚水温控制在38～45度为宜，泡脚时间以20～30分钟为宜。

◎儿童不适宜泡脚。因为儿童处于发育期，足弓是在儿童时期形成的，如果这个时期经常用热水泡脚，容易形成扁平足，而且儿童皮肤稚嫩，容易烫伤。

◎泡脚时忌用力搓擦皮肤，因为用力过度容易造成表皮和皮下组织损伤，使人体抵抗力下降，引起细菌感染。

第七部分

胃病的
饮食及生
活调理

Question

1

胃病患者的饮食需要
注意什么 **?**

得了胃病不能仅仅靠药物治疗，所谓"三分
治，七分养"，胃病患者在饮食方面也有许多要
注意的地方。

1 三餐须规律，充分咀嚼，忌暴饮暴食

◎规律地进餐，定时定量，可使胃酸分泌形
成良好的条件反射，否则会破坏胃酸分泌的规律
性，增加无规律性胃酸分泌对胃壁黏膜的刺激。
每日三餐到了规定时间，不管肚子饿不饿，都应
主动进食。

◎进食的时候，要对食物充分咀嚼，咀嚼次
数越多，分泌的唾液就愈多，唾液中有黏蛋白、

消化酶等物质能帮助消化。食物对舌的味觉感受器的刺激，还可反射性引起许多消化腺的消化液分泌，如胃、胰、肝等，为食物进入胃后的消化做好准备。

◎暴饮暴食是胃病的危险性因素，过饱会使胃部过度扩张，使胃酸分泌过多；过饥则不能充分中和胃酸，多余的胃酸会刺激胃黏膜，对胃溃疡患者尤其不利。

2 多吃新鲜、高蛋白的食物，少吃剩菜剩饭、腌制类食物

◎多吃新鲜的蔬菜水果，既能均衡营养又能保证摄入必需的维生素。另外，胃病患者可能较正常人更易出现营养不良现象，所以应常常进食鱼、禽、蛋等含优质蛋白质较多的食物。

◎不新鲜的蔬菜或放置过久的食物会产生较多的亚硝酸盐，而亚硝酸盐在一定条件下可转化成有致癌作用的亚硝胺，可使胃炎患者进一步发生肠上皮化生、不典型增生，甚至癌变。剩饭也尽量不要吃，因为剩饭中的淀粉加热会发生糊化，而胃对这种糊化的淀粉水解消化能力很低。此外，剩饭易被葡萄球菌污染，可引起急性胃肠炎。

◎少吃腌制类食物，这些食物中含有较多的食盐，对胃黏膜有直接损害，且腌制类食物含亚硝酸盐较多。

3 饮食宜细软、易消化，避免进食刺激性食物

◎食物对黏膜的刺激分为物理性刺激和化学性刺激。物理性刺激主要指食物的硬度和大小，若食物过硬、过大，在胃内则不易消化，会加重胃的负担，损伤胃黏膜，所以饮食宜尽量细软、易消化；化学性刺激则是指食物中的化学物质对胃的影响，如过酸的食物对胃黏膜有刺激作用。

◎烟酒、油炸食物、过辣和过咸的饮食均能对胃黏膜血管产生不良影响，刺激胃肠道，出现腹痛腹胀、腹部不适的症状。因此饮食宜选用蒸、煮、炖、烩等烹调方法，不宜选用煎、炸、熏、烤等烹调方法。

4 饮食宜卫生

幽门螺杆菌感染是引起胃病的主要原因。幽门螺杆菌一般经过"粪—口"途径传播，通常寄居在胃黏膜上皮，从粪便排出，污染食物和水源进而传播感染。食物若是不洁，可能会含有幽门螺杆菌。我国是幽门螺杆菌高感染国家，感染率高达60%~80%，幽门螺杆菌在慢性胃炎中起主要作用，会引起胃溃疡、十二指肠溃疡，甚至胃癌。

幽门螺杆菌根除治疗过程中，可用以下几种食物辅助治疗。

◎**酸奶**：中医认为酸奶性凉，味酸甘，入肝、心、肾经，具有生津止渴、补虚开胃、润肠通便等作用。国外一项研究显示，酸奶中的乳酸杆菌可以抑制动物或人体中幽门螺杆菌的生长。其可能的机制是，乳酸杆菌通过与胃上皮细胞和胃黏液素结合，干扰幽门螺杆菌和胃上皮细胞的交互作用，降低幽门螺杆菌的感染密度，减轻胃部炎症。

◎**绿茶**：绿茶的作用来源于其主要成分儿茶素，儿茶素具有广泛的抗菌作用。在小鼠胃炎模型中发现，绿茶儿茶素可抑制幽门螺杆菌生长并减轻胃黏膜炎症。

◎**大蒜**：大蒜具有强力杀菌的作用。大蒜中的含硫化合物具有奇强的抗菌消炎作用，对多种球菌、杆菌、真菌和病毒等有抑制和杀灭作用，是目前发现的天然植物中抗菌作用最强的一种。大蒜可有效抑制和杀死引起肠胃疾病的包括幽门螺杆菌在内的微生物，并且能排毒清肠，预防肠胃疾病。

5 饭后忌立即洗澡、运动

人体内的血容量是一定的，人体为了保证重要器官的供血，常常根据具体情况调整血容量。进食后，为保证食物的消化吸收，胃肠道的血流量一般会增加，而饭后洗澡则会使体表的血流量增加，同时会使毛孔扩张，加速水分蒸发，减少有效血容量，最终使胃肠道的血流量减少。饭后运动，同样会使血液较多地流向肌肉和骨骼系统，使胃肠道的血流量减少，所以饭后应尽量避免运动，胃下垂患者饭后半小时以平躺为最佳。

6 晚上最好不吃夜宵

中医养生专著《寿亲养老新书》载"晚饭少一口，能活九十九"，这个说法有一定的科学依据。因为胃黏膜上皮细胞的修复多在夜间，而夜间进食过多或者吃夜宵会影响这个修复的过程。而且睡前进食，食物会长时间停留在胃部，增加胃的负担，损伤胃黏膜，容易诱发胃病。

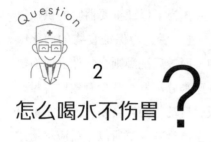

怎么喝水不伤胃？

俗话说，一方水土养一方人。不同的"水"可以养育出不同的"人"，那么该如何正确喝水才能不伤胃呢？

1 晨起喝水

一日之计在于晨，清晨的第一杯水尤其重要。关于晨饮，医学提倡的观点是晨起空腹最好饮用与室温相当的白开水。

晨起喝水可以使机体在整夜的缺水状态后迅速得到水液的滋养，使血液得到稀释，血液黏稠度下降，血容量得到补充，组织细胞得到水的补充。现代社会有的人会晨起喝一大杯冰水提神，这种做法是不可取的。正所谓"冰缩寒凝"，喝冰水会使胃黏膜血管收缩，造成黏膜缺血、胃痉挛，导致腹痛、腹泻，长期大量饮用冰水，还会使消化功能减弱。同时饮用过烫的水也会刺激和损伤食管及胃肠道黏膜。

饮水以天然水为最好。现代研究表明，天然水可以提高小白鼠对缺氧、疲劳的耐受力。白开水是天然水经煮沸而来，水中的微生物已经在高温中被杀死，同时白开水中的钙、镁元素对身体健康是有益的。但是对于急性胃炎患者也不能一味饮用白开水，需要适量饮用含有盐分、电解质的水。

此外，晨起不应该喝果汁，喝果汁并不能充分提供此时身体最需要的水分，并且会加重胃肠的负担。早晨也不应该喝淡盐水，因为人一整夜滴水未饮，而呼吸、排汗、泌尿这些生理活动仍然在进行，喝盐水会加重高渗性脱水，高血压患者尤其不能喝盐水，以免造成血压升高。喝水的时候最好小口喝，以便于口腔黏膜能有更多时间接受水分的滋润，同时也可避免吞入过多的空气造成腹胀。

对于胃病患者来讲，特别是伴有胃酸分泌过多的胃炎、胃溃疡和胃食管反流患者，晨起空腹喝水不仅有以上好处，还能稀释胃内的胃酸，冲洗小肠表面绒毛，活跃绒毛机能。

2　主动喝水

胃病患者应养成主动饮水的习惯。人体丘脑下部有一个口渴中枢，当体内缺水时，人体便会向口渴中枢发出信号，口渴中枢会立即向大脑报告。但是我们不要等到渴了再来喝水，因为受身体反馈机制影响，当我们感到口渴时，体内失水已经达到20%。经常缺水会影响甚至会加速机体衰老和疾病的发生，所以，要有规律地主动饮水。

3 餐前喝水

餐前半小时可适量饮水。从口腔、食管到胃，犹如一条通道，餐前饮水能起到润滑这条通道的作用，使食物顺利下咽，防止干硬食物刺激消化道黏膜，而且餐前饮水可以促进胃肠蠕动，增加消化液分泌，有利于食物在胃内分解，并能增进食欲，也利于营养物吸收后在人体内的运送和细胞的利用，同时又不影响细胞组织中的生理含水量。

水是生命之源，但如果水摄入过多会加重肾的代谢负担，成人每天需补充2500毫升左右水分，其中一日三餐及其他食物中约含1000毫升左右，体内物质代谢产生300毫升左右，其余约1200毫升，就需通过饮水来补充。

Question

3

胃病患者可以喝老火汤吗？

老火汤是岭南地区的家庭常备靓汤，它既取药补之效，又取入口之甘甜，渗透着中华民族"药食合一"的饮食理念。适当喝一些老火汤能起到健脾开胃、温中散寒、补益强身的效果，而且各种食材经过长时间的熬煮，很多核苷酸、嘌呤碱等含氮物质溶解在其中，有保健养生作用。但是尿酸高者，尽量不要饮用。另外值得注意的是，汤料经长时间的熬煮，大量的维生素和六成以上微量元素沉淀在汤渣中，所以建议除喝汤液外，不宜丢弃汤渣。

日常生活中，胃病患者可以根据自己所患胃病的证型，选用适合自己的老火汤，以促进胃病痊愈。

症见胃脘隐痛、喜暖喜按，口吐清水，精神疲乏，面色㿠白，四肢不温，小便清长、大便溏，舌淡、苔白、脉沉细等。可食用羊肉萝卜汤。

食材：羊肉300克，白萝卜50克，葱、姜、盐、料酒、大料、干辣椒、花椒适量。

烹制方法：将白萝卜切成块，羊肉切成约3厘米见方的小块，放入热水中焯一下，洗去血末，备用；砂锅中倒入适量水，放入羊肉，加入料酒、葱、姜、干辣椒、大料、花椒，加盖烧开后转小火炖30分钟，放入白萝卜，至熟后调味即可。

功效：《食疗本草》中载羊肉"温，主风眩瘦病、小儿惊痫、丈夫五劳七伤、脏气虚寒"。白萝卜能清热生津、下气宽中，对于消化不良、腹胀便秘有治疗作用，与羊肉搭配，不仅能祛除羊肉的腥味，而且能防止羊肉热性太过而引发的不适。放入少量的花椒、干辣椒不仅能温补脾胃，而且能促进唾液分泌，增强食欲。

症见神疲乏力、气短懒言、纳少或不欲食，舌质淡、脉细弱等。可食用党参黄芪鸡肉汤。

食材：鸡肉90克，党参30克，黄芪15克，山药30克，生姜3片，盐适量。

烹制方法：鸡肉去肥油，洗净切块，党参、黄芪、山药、生姜均洗净；把全部材料一起放入炖盅内；加适量清水，文火隔水炖1～2小时，下盐调味即成。

功效：黄芪具有补气健脾、益卫固表作用，常用于治疗脾气虚和气血两虚证。党参具有健脾补肺、益气养血生津的功效，在调节肠道运动、抗溃疡、抑制胃酸分泌、降低胃蛋白酶活性等方面有良好的作用。鸡肉有温中益气、健脾胃、强筋骨、益五脏、补虚损的功效，食用鸡肉可起到增强体力、强壮身体的作用。

3 胃阴虚型

症见口干唇燥、胃中嘈杂、干呕、饮食减少或吞咽不利、食后胸膈不适、大便干结，舌干红、少苔、脉细数等。可食用龟肉滋阴汤。

食材：龟1只，麦冬6克，黄精10克，生地黄6克。

烹制方法：将乌龟洗净，取肉及龟壳，加入麦冬、生地黄、黄精；加入适量水，煲1～2小时，调味即可。

功效：乌龟具有养阴清热的功效，尤其是龟背的裙边部分滋阴功效好。此外，龟肉能抑制肿瘤细胞，有一定的抗癌作用。麦冬具有养阴生津、润肺清心的作用，常用于治疗津伤口渴、内热消渴、心烦失眠、肠燥便秘等。生地黄滋阴清热，李时珍言"服之百日面如桃花，三年轻身不老"。黄精益气养阴、健脾补肾润肺，糖尿病患者尤为适宜。四者合之炖汤，可缓解胃病患者的胃脘部烧心感、泛酸、干呕等不适。

4 湿热型

症见胃脘灼热嘈杂、疼痛喜冷、拒按，泛酸，口苦、口臭、流涎，心烦懊恼，小便黄、大便黏腻，舌红、苔黄腻、脉滑数或弦数。可食用葛根猪骨汤。

食材：葛根500克，猪扇骨500克，眉豆50克，赤小豆50克，扁豆50克，蜜枣2粒，姜2片。

做法：赤小豆、眉豆、扁豆洗净，浸泡1~2小时；猪扇骨斩成小块，洗净，氽水捞起；葛根洗净，去皮，切块；煮沸清水，放入所有材料，大火煮20分钟，转小火煲1小时左右，下盐调味即可。

功效：本品采用具有除湿功效的眉豆、赤小豆、扁豆，再配以葛根清热生津，猪扇骨、蜜枣补脾益气，生姜温胃和中，其中姜所含的姜辣素对口腔和胃黏膜有刺激作用，能促进消化液分泌，增进食欲，使肠张力、节律和蠕动增加。此汤泄热而不伤津，补益而不滋腻。泄热与补脾齐头并进，能清热祛湿、健脾开胃，适用于脾胃湿热的人。

5 气滞型

症见胃脘胀满疼痛、胸闷太息、嗳气频频，或自觉两胁、胸腹有气窜动，按揉后痛减，脉细弦或左弦右缓。可食用陈皮香附炖排骨。

食材：陈皮6克，制香附9克，猪排骨、姜、葱、盐、绍酒适量。

做法：把陈皮润软、切丝，制香附洗净去杂质，排骨切小块儿，姜切片，葱切段；把猪排骨、姜、葱、盐、绍酒、陈皮、香附放入锅中，加水适量；武火煮一小时，再用文火炖煮30分钟。

功效：中医认为不通则痛。本汤用理气健脾、燥湿化痰的陈皮与行气解郁、疏肝止痛的香附配伍，此二药能顺畅气机，缓解胃脘部胀满。猪肉性味甘平，含有丰富的蛋白质及脂肪、碳水化合物、钙、铁、磷等成分，而且纤维较为细软，结缔组织较少，老少皆宜。三者合用，食用后胃胀不适感自去。

6 食积型

症见脘腹痞满胀痛、嗳腐吞酸、呕逆、食少难消，大便泄泻，舌苔厚腻、脉滑。可食用山楂瘦肉汤。

食材：瘦肉250克，山楂30克，神曲15克，陈皮6克。

做法：将瘦肉洗净切块，山楂、鸡内金、神曲，陈皮洗净；把全部用料一齐放入锅内，加清水适量，武火煮沸后，文火煮1小时，调味即可。

功效：山楂味酸性温，气血并走，化瘀而不伤新血，行滞而不伤正气，应用于肉食积滞证。现代研究表明，山楂含有大量的维生素C与微量元素，能扩张血管，降血压，降血糖，降血脂。山楂所含的脂肪酶也能促进脂肪的消化。《药性论》中载神曲"化水谷宿食、癥结积滞，健脾暖胃"，用于消面食之食积尤佳。

老火汤固然很好，但不同的胃病患者一定要选用符合自己证型的老火汤，不然会适得其反。

Question

4

胃病患者可以喝茶吗？

传说乾隆皇帝下江南时，来到一处采茶山下，见乡女正在采茶，心中一乐，也学着采了起来，刚采了一把，忽有急报：太后有病，请皇上速回。乾隆连忙日夜兼程赶回京城，其实太后只是因山珍海味吃太多，一时肝热气滞，双眼红肿，胃里饱胀，此时见皇儿归来，只觉一股清香传来，太后便问带了什么好东西，原来是装在皇帝口袋里的一把清茶，有人将茶叶泡好，太后喝了一口，胃中觉得舒畅多了，喝完了茶，双眼红肿消了，胃也不胀了。原来，茶叶不仅好喝，还有消食化滞的功效，所以太后喝了茶，能缓解胃胀感。中医认为，茶能消食化滞、生津止渴、清热解毒。

现代研究表明，茶中含有多种物质，最主要的是三种：生物碱（包括咖啡因、茶碱、可可碱等），多酚类物质，脂多糖。

什么是生物碱呢？生物碱在茶中的含量很高，能兴奋中枢神经系统，具有提神醒脑的作用。很多人喝茶之后，觉得神清气爽，就是茶中生物碱的功效。茶叶中的多酚类物质则被认为是一种高效的天然自由基清除剂，有抗肿瘤、延缓衰老、防血管硬化的作用，还能调节免疫功能。同时，多酚类物质还可以抑制肠道中的有害菌（如伤寒杆菌、痢疾杆菌、金黄色葡萄球菌），而对肠道的有益菌（乳酸杆菌、双歧杆菌）有激活作用，对维持肠道健康有一定的作用。茶中的脂多糖则有免疫调节和抗辐射的作用。

喝茶虽然有诸多好处，但也是有讲究的，对于胃病患者而言，喝茶要注意以下几点。

首先，喝茶不宜过多、过浓。茶水过浓，不但会影响人体对铁和蛋白质的吸收、过度兴奋中枢神经而影响睡眠，茶中的咖啡因还会刺激胃黏膜，引起胃部不适，出现恶心呕吐等。浓茶还能直接兴奋胃腺细胞，使胃液分泌增多，加重胃病。因此，处于活动期的胃和十二指肠溃疡患者应尽量避免喝茶。

其次，喝茶应该根据自身体质合理选择不同的品种。老年人和脾胃虚寒患者应该选用性味较温的红茶和普洱熟茶等。红茶性温，能助胃肠消化、促进食欲；普洱熟茶，温和醇厚，有暖胃、降血压、调血脂的作用。胃热体质者，可以选用绿茶（龙井、碧螺春、毛尖等）。绿茶性凉，有清热解暑、消食化痰的作用，且绿茶所含营养元素较多，有一定的抗癌作用。

最后，每天用的茶叶量在5～10克、饮茶量在3～5杯为最佳，同时饮茶应避免过烫，以免损伤咽喉和食管。

　　中国人自古对茶情有独钟，白居易曾作诗："食罢一觉睡，起来两瓯茶……无忧无乐者，长短任生涯。"想来，闲暇之余，捧一杯清茶，看氤氲水气，品苦涩甘甜，是一种多么恬静、淡然的生活啊！

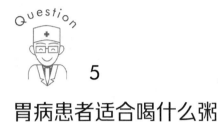

Question

5

胃病患者适合喝什么粥？

一碗热气腾腾的粥，是一缕惦念，一份醇厚。我国自古就有"黄帝蒸谷为饭，烹谷为粥"的说法。历代医家认为，粥能畅胃气、生津液、淡渗下行、利小便。

1 喝粥的利与弊

粥可以滋养脾胃，其中粳米"性平，主益气、止烦止泻……温中益气、补下元"，有很好的补脾健胃、培土和中的作用。《本草经疏》更誉粳米为"五谷之长，人相赖以为命者也"。粥堪称是世间第一补人之物。对于脾胃虚弱、消化功能欠佳、胃酸分泌不足的患者无疑是一个很好的选择，它能刺激胃酸分泌，有助于食物消化。随着人们生活水平的提高，过量进食肥甘厚味成为常态，此时食用粥还能清肠胃。

但是长期食用粥也会带来问题。一方面，粥经长时间熬制后，部分营养物质会流失，而且喝粥不需咀嚼，口腔唾液腺分泌的唾液酶会随之减少，不利于食物的初步消化。另一方面，粥含水分过多，会稀释胃液，加速胃膨胀，使胃运动缓慢，不利于其他食物的消化吸收。

反流性食管炎患者不适宜喝粥，因为它会导致胃酸分泌大幅增加，加重病情，该类患者应适当食用面食来调理；消化道溃疡或浅表性胃炎患者可进食软烂的粥，但也不宜过多，因为吃粥会刺激胃酸分泌，容易导致溃疡面直接受到刺激，引发疼痛，致使病情加重。这类患者也可食用面食或者苏打饼干来中和过量的胃酸。

2　药粥

我国最早的医学著作《黄帝内经》中载："药以祛之，食以随之。""谷肉果菜，食养尽之。"药粥正是以药治病、以粥扶正的一种食物。药物与米谷配伍，同煮为粥，相须相使，能起到协同作用。前人认为药、谷合用，"峻厉者，可缓其力；和平者，能倍其功"。

饮食伤胃——神曲粳米粥

食材：神曲15克，陈皮3克，粳米50克。

做法：将神曲研为细末，放入锅中，加清水适量，浸泡5～10分钟后，水煎取汁，加粳米及陈皮煮为稀粥即成。

功效：健脾胃，助消化。神曲和陈皮是中医常用的调和脾胃、助消化药。

湿热犯胃——山药薏米粥

食材：铁棍山药200克，薏米50克，粳米50克，大枣20克。

做法：薏米洗净，泡一晚，大枣洗净泡10分钟，铁棍山药去皮洗净切片。粳米洗净放入锅中，加适量的水，加入切好的山药和洗净的大枣，煮成粥。

功效：清热祛湿，健脾和胃。山药益气养阴、补脾肺肾，薏米健脾、清热利湿，大枣补中益气、养血安神。

胃阴亏虚——山药粥

食材：鲜山药100克，玉竹15克，粳米200克，胡萝卜60克。

做法：鲜山药洗净切片，与粳米、玉竹和胡萝卜同煮粥，做早、晚餐食用。

功效：滋补胃阴。山药入脾、肺、肾经，能平补气阴，既补脾肺之阴，又益肺肾之阴。玉竹滋阴润肺、养胃生津。胡萝卜可和胃行气，化中焦之滞。粳米益气养胃。四者共奏养阴和胃、健脾行气之功。

瘀血停滞——丹参粥

食材：丹参10克，大米100克，白糖适量。

做法：将丹参洗净后加清水适量，放入锅内浸泡5～10分钟，水煎取汁，加大米煮粥，待煮至粥熟后，白糖调味服食。

功效：活血化瘀，消痈止痛。丹参味苦、性微寒，入心、心包、肝经，有活血化瘀、凉血消痈、养血安神之功。

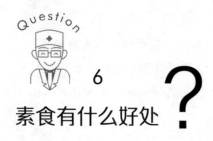

素食有什么好处？

现在人们已经对各种不同的"珍馐美味"习以为常，很多"无肉不欢"的人，也转而追求具有"清、美、净"之称的素食，他们说吃了素食之后会感到从头到脚通体舒畅、由内及外神清气爽。那么，素食真的有那么神奇吗?

1 能通便的纤维素

纤维素是植物细胞壁的主要成分，也是自然界中分布最广、含量最多的一种多糖，人体不能对纤维素进行分解与利用，但纤维素能在肠道内吸水膨胀，刺激肠壁，使肠道的蠕动加快，并且纤维素还能吸附有害的物质，进而排出体外，因此可降低有害物质对肠壁的损害，起到清洁肠胃、排毒的作用。那些吃素的人觉得一身轻松，就是因为素食有清肠胃、排宿便的功效。

2 吃素能防癌

据美国一项研究显示，那些常吃绿色蔬菜及豆类、全麦食品等粗粮的人患胰腺癌、直肠癌的风险较低。相反，常吃牛肉、羊肉、猪肉等红肉含量较多的人胰腺癌发病率较高。这是因为肉食中含饱和脂肪酸较多，而饱和脂肪酸与癌症发病率成正比。当然，吃素的人很少抽烟、喝酒，也大大降低了患癌的风险。

3 素食的其他好处

素食还能降低餐后血糖。素食中的可溶性纤维在胃肠道内与淀粉等碳水化合物交织在一起，可延缓它们的吸收，故而素食饮食有降低餐后血糖的作用，对糖尿病患者尤其有益。

古语云："食肉者勇敢而悍，食谷者智慧而巧。"素食有低脂、低能量、高膳食纤维和高碳水化合物的特点，保持胃肠道的健康应多吃富含纤维素的食物，如水果、蔬菜和谷物。但是，从营养角度来说，长期素食的人，可能会造成营养不良、体质变弱，还会影响到内分泌系统。究其原因主要有以下两个：一是植物类食物中的蛋白质含量较少，不能为人体提供充足的营养素和热量；二是素食膳食容易导致铁、钙、锌、维生素尤其是维生素D、维生素B$_{12}$的缺乏。所以长期纯素食的人有必要适当补充奶类、蛋类等食物或者服用膳食补充剂，以保证人体摄入足够多的营养和热量，或是将全素食转为半素食。

胃病患者如何选择水果？

1 水果的营养

有一则笑话是这样讲的：

医生对患者说："最重要的是你要多吃水果，尤其是果皮，因为果皮中含有各种丰富的维生素。呃，你最喜欢吃什么水果？"

患者苦着脸说："椰子。"

听了这个笑话，大家在发笑之余，也能体会到，水果甚至连果皮都营养丰富。的确，水果作为自然的馈赠，含有丰富的维生素和无机盐，尤其是维生素C，它属于水溶性维生素，很容易被人体吸收，能对胃肠道起到保护作用，增强机体抵抗力。水果中含的维生素B$_6$能防治呕吐、调节胃功能。水果中的无机盐不仅含量高，而且种类也较齐全，包括钠、镁、钾、钙等。

2 水果的选择

水果，既美味又健康。但是，不是全部水果都适合所有人，食用适合自己体质的水果，更能促进健康。

适合胃病患者的水果

人群	水果属性	代表水果
脾胃虚寒或者体质偏寒的患者	温性水果：能散寒、补虚、通经络，增加人体热量，促进人体的能量代谢	红枣、金橘、樱桃、杨梅、石榴、芒果、桃子、椰子肉、乌梅、水蜜桃、荔枝、龙眼、榴莲等
胃虚火较甚或者体质偏热的患者	凉性水果：能清热、凉血、泻火	甜瓜、椰子汁、草莓、梨、枇杷、西瓜、柿子、香蕉、柚子、山竹、番茄等
任何体质的人	平性水果：能够开胃健脾	葡萄、橄榄、阳桃、苹果、山楂、柠檬、柳橙、木瓜、菠萝、桑葚等
严重胃病患者	易消化的水果：宜在胃肠功能稍好转后食用	苹果、香蕉、木瓜、龙眼、草莓、无花果、葡萄、甜瓜、哈密瓜、石榴等

3 常见水果对胃肠道的作用

香蕉：性寒，味甘，无毒。具有止烦渴、润肺肠的功效。现代研究表明香蕉中的5-羟色胺有对抗抑郁、调节心情的作用；香蕉还能刺激胃黏膜细胞的生长，使胃壁得到保护，有明显的预防和治疗胃溃疡的作用，但是香蕉性寒，脾胃虚寒者不宜多食。

草莓：性凉，味甘。具有生津、健脾和胃、利尿消肿之功，适用于食欲不振、小便短少的患者。现代研究表明，草莓中的多种有机酸能分解食物中的脂肪，促进食欲，帮助消化；草莓中的果胶能刺激消化液分泌及肠道蠕动，有助于缓解便秘。草莓中鞣酸含量丰富，鞣酸在体内可吸附和阻止致癌化学物质的吸收。

山楂：性微温，味酸甘，是健脾开胃、消食化滞、活血化瘀的良药，对饮食积滞，尤其是油腻食物积滞有良好的效果，另外对有胸膈满闷、疝气、血瘀、闭经等症也有很好的疗效。现代研究表明，山楂中的脂肪酸能促进脂肪的消化，且对胃肠功能有一定的调节作用，还能降低血清胆固醇及甘油三酯。但是山楂可刺激胃酸分泌，且只消不补，所以脾胃虚弱而无积滞者或胃酸分泌过多者应该慎用。

木瓜：性温，味酸，具有舒筋活络、和胃化湿的功效，常用于风湿痹证、脚气水肿、吐泻转筋等。研究表明，木瓜中的番木瓜碱，具有抗肿瘤作用；木瓜中的蛋白酶，能帮助蛋白消化，可用于慢性消化不良及胃炎患者。木瓜治疗胃炎的食疗方：木瓜30克、苹果30克、甘蔗30克，水煎服代茶饮。

8

牛奶对胃有什么好处？

早在14世纪，西方航海家探索新世界时，为了解决营养问题，用到一个原始的"笨方法"：携带奶牛上路！牛奶的营养价值可见一斑。

牛奶中含有高活性钙和维生素D，且富含优质蛋白质，尤其是赖氨酸和蛋氨酸。牛奶中的β酪蛋白，还具有较强的抗变异原作用，能减少癌变。在中国，牛奶及乳制品一直都是滋补食品，对于胃病患者，牛奶更有营养、保护的作用。

首先，牛奶能增强胃肠的抗病能力，牛奶中的物质能够使胃酸及消化酶的分泌增加，从而增强胃肠的抗病能力，而且牛奶中的乳糖能调节胃酸，改善肠道菌群分布状况。

其次，对于萎缩性胃炎患者而言，经常饮用牛奶，其中的蛋白质及磷脂类物质会附在胃黏膜上形成很厚的疏水层（相当于形成了一层保护膜），它不仅能抵抗外来有害物质对胃黏膜的损害，还能增强胃黏膜壁细胞的分泌，使已经受伤的胃黏膜得到修复。另外，对于嗜烟的胃病患者，牛奶可以减轻吸烟的毒害作用，这是因为牛奶中富含维生素，可预防因吸烟引起的维生素缺乏、胆固醇升高。

最后，需要注意的是，不是所有人都适合喝牛奶。

◎乳糖不耐受者：有些人一喝牛奶就拉肚子，这类人体内缺乏使牛奶中的乳糖转化为半乳糖和葡萄糖的乳糖酶，导致小肠无法吸收利用乳糖，乳糖直接进入大肠，使肠腔渗透压升高，大肠黏膜失去大量水分，故而出现腹胀、腹痛、腹泻等症状。

◎反流性食管炎患者：牛奶有降低食管下段括约肌压力的作用，从而可增加胃液或肠液的反流，加重食管炎。

◎胃切除术后的患者：这类患者体内的乳糖酶会因切除术而减少，饮用牛奶后，乳糖不能被分解，导致出现乳糖不耐受的症状。

◎胆囊炎和胰腺炎患者：人体要分解牛奶中的脂肪，必须有胆汁和胰酶的参与，服用牛奶会加重胆囊与胰腺的负担，使胆囊炎和胰腺炎患者症状加重。

9

酸奶对胃肠有什么好处？

酸奶是以鲜牛奶为原料，经过高温杀菌冷却后，再加入乳酸杆菌种发酵而成的一种奶制品，口味酸甜细滑，营养丰富。诺贝尔生理学及医学奖获得者梅奇尼科夫曾提出"酸奶长寿说"，认为经常饮用酸奶是保加利亚人长寿的原因之一。中医认为酸奶性凉，味酸甘，入肝、心、肾经，具有润肤明目、固齿美发、生津止渴、补虚开胃、润肠通便等功效。现代研究认为酸奶有以下保健作用。

1 缓解乳糖不耐受症

酸奶中的乳糖经发酵后转化为乳酸和其他物

质，因此饮用之后不会出现乳糖不耐受现象，且酸奶中的蛋白质因乳酸杆菌的发酵作用而分解为小分子氨基酸和多肽，更易为人体消化吸收，因此适合老年人和肠胃功能不好的人饮用。

2 整肠作用

人自出生开始，肠道内就存在许多细菌，称为肠道菌群。正常情况下，有益菌占优势，这是肠道菌群的平衡状态。当这种平衡遭到破坏、有害菌占优势时，机体就呈现出病态。而经常饮用酸奶和含乳酸杆菌的饮料可以抑制有害菌的繁殖，促进肠蠕动，增强消化功能和机体代谢。美国的一项研究也表明：适当的乳酸杆菌有助于维持身体生长，调节肠道菌群，这可能成为帮助孩子抗击营养不良的新思路。

3 促进胃肠消化

酸奶中的乳酸杆菌不仅可以抑制人体肠道有害菌的生长繁殖，抵抗病原菌感染，还能合成人体所需的维生素，促进人体对矿物质的吸收，产生多种有机酸刺激肠道蠕动、促进消化液的分泌、提高食欲。

4 其他作用

酸奶中的乳酸杆菌还可以增强机体免疫力，预防直肠癌的发生，减轻放化疗时产生的副作用。

但是，值得注意的是，对于有泛酸、烧心等症状的由于胃酸分泌过多而造成的功能性消化不良、反流性食管炎、胃和十二指肠溃疡，以及慢性胃炎、胃肠道手术后、腹泻等相关疾病患者不宜饮用酸奶。

10

吸烟对胃有什么危害？

明万历年间烟草开始传入我国。四百多年来，吸烟的人数越来越多，同时由烟草导致的疾病也明显增加。明《滇南本草》谓其"辛热，有大毒"，《老老恒言》指出："烟草味辛性燥，重灼耗精液，其下咽也，肺胃受之……一入心窍，便昏如醉矣……笃嗜者甚至舌苔黄黑，饮食少味，方书无法治。"

一支香烟中，包含着3000多种有害物质。其中包括尼古丁、苯并芘、烟焦油、一氧化氮、氢氰酸、丙烯酸、砷、镉等。这些物质对呼吸系统的危害非常大，除此之外，对消化系统也有很多不良的影响。

尼古丁能直接刺激胃黏膜，引起黏膜下血管收缩和痉挛，导致胃黏膜缺血缺氧。镉可引起胃部炎症、胃黏膜萎缩、胃和十二指肠溃疡甚至胃癌。苯并芘是强致癌物。烟焦油可直接破坏黏液层的完整性，并损害黏膜上皮细胞，导致黏膜屏障作用下降。吸烟还会使前列腺素的合成减少，而前列腺素对胃黏膜有保护作用。

相关研究表明，与不吸烟的人相比，吸烟者胃溃疡的发病率更高，是非吸烟者的两倍。同一种药物治疗同一种慢性胃病，吸烟者的治疗有效率大大低于不吸烟者。而且在吸烟的情况下，胃溃疡很难愈合。同时，吸烟可增加胃癌的风险，尤其是男性，吸烟量每增加一个等级，胃癌的患病率就会增加至原来的1.5倍。

《本草从新》载："患咽风咽痛、嗽血、失音之症甚多，未必不由嗜烟所致。耗血损年，卫生者宜远之。"长期吸烟对人体呼吸、消化、心血管、神经、泌尿等多个系统脏器均有不同程度的损害，故养生者应禁戒之。汪昂、叶天士、赵学敏等明清名医曾极力主张戒烟。

Question

11

工作与生活中哪些习惯容易导致胃病 ?

1 行业胃病

　　人们往往过多地投入到工作中，并且由此导致了许多慢性疾病，其中行业胃病是对由于工作原因造成的胃病的泛称。调查显示：教师、司机、交警、个体业主、户外工作者、记者、学者等是最容易产生胃病的行业。这些行业有几个共同的特点：精神压力大，其中脑力工作者更是如此；工作性质导致饮食不规律，应酬较多，暴饮暴食，常需喝酒。健康的身体是一切工作的保障，因此这些行业的人要平衡好工作与健康的关系。

2 劳逸失调

工作与生活，想要截然分开，并不是一件容易的事。当我们埋头工作、废寝忘食时，会引起胃肠供血不足，从而造成胃黏膜损害，在工作中精力使用过度，也会对工作产生"疲惫心理"，因此，劳逸结合就显得特别重要，每工作一个时间段，停下来休息几分钟，注意保持充足的睡眠，保持一定的体育锻炼。学习和工作都是没有止境的，懂得适当的休息才能让工作更有效率。

此外，中午最好不要趴着睡，长期趴着睡会导致慢性胃病，因为人体在午饭后需要1个小时才能把胃部的食物排空，吃完午饭就趴在桌子上睡午觉，胃部被压迫，会增加蠕动负担，容易造成胃部胀气，降低胃消化食物的能力，从而影响人体对营养的吸收。

3 过度忧虑

《黄帝内经》云："恬淡虚无，真气从之，精神内守，病安从来。"意思是讲那些愉快、淡泊的人，他们体内的正气、真气，就会很好地发挥作用，那么疾病就会少发生。保持良好的情绪对胃病患者有重要的意义，我们知道消化系统的生理活动是由自主神经调节的，人的情绪受到困扰时，会使大脑皮层的功能失调，将神经冲动扩散到我们的边缘系统，影响自主神经系统，这一结果会导致胃黏膜血管收缩，胃酸分泌紊乱，甚至进一步造成胃肠道的自我消化，临床所见，长期精神紧张和焦虑的人群易得消化性溃疡。

4 不注意防寒

古人常说，生冷是酿病之媒。现在人们常常图一时之快，过食生冷之品，长期如此，胃阳必伤，引起胃痛、泄泻等胃肠道症状，而且寒邪积聚于肠中，阻碍气机运行，胃肠易出现痉挛，表现为阵发性腹部绞痛。消化性溃疡患者常常在冬季因受寒而发病，因此尤应注意防寒。中医辨证为脾胃虚寒的胃痛也要谨防受寒，如感到胃部发凉，可及时服用生姜茶（生姜10克，红糖30克。生姜切丝或片，与红糖一起放入杯中，开水冲泡，代茶饮）。

5 不容忽视的饮食小习惯

保持口腔清洁能有效减少幽门螺杆菌的感染，降低胃病的复发率。因此，我们应养成饭后漱口的习惯。另外，外出旅游出差时也要警惕胃病加重：外出时，生活节奏易被打乱，或者饮食不当、病从口入，水土不服等原因，都易导致胃病加重，所以外出时，需注意饮食卫生，尽量自带餐具，自备常用药物。

12

运动对胃病有什么好处？

　　现在的你，是否上两三层楼就气喘吁吁，是否走远一点就腿脚发软？如果有的话，从今天起，就去运动吧。运动不仅能使人心情舒畅，还可以治疗疾病、强身健体。

　　不是汗洒如水的才叫运动，清晨在公园散散步、跑一跑，这些节奏较慢、强度较小的运动是最适宜胃病患者的。散步不仅能提高肺活量、降低血压，还能促进消化液分泌，加强胃肠蠕动，提高消化吸收功能。所以那些喜欢运动的人，往往吃饭香，入睡快。跑步比起散步，运动量则要大得多，对于平素体弱的患者，需注意在开始时短距离慢跑，再逐渐增加跑步的速度和距离。

中医有很多指导养生的运动功法，其中五禽戏中的熊戏有健脾胃、助消化、消食滞、活关节等功效。熊戏的具体练法如下：

仰卧，两腿屈膝拱起，两脚离床席，两手抱膝下，头颈用力向上，使肩背离开床席；略停，先以左肩侧滚床面，左肩一触及床席立即复头颈用力向上，肩离床席；略停后再以右肩侧滚落，复起。如此左右交替各七次。然后起身，两脚着床席成蹲式，两手分按同侧脚旁；接着如熊行走般，抬左脚和右手掌离床席；当左脚、右手掌回落后即抬起右脚和左手掌。如此左右交替，身躯亦随之左右摆动，片刻而止。

此外，胃病患者也可通过练习太极拳增强胃肠的蠕动，使慢性胃炎症状得到改善。

需要注意的是，饭后不要立即运动。因为进食后，为保证食物的消化吸收，胃肠道的血流量会增加，饭后立即运动，血液会更多地流向肌肉和骨骼系统，使胃肠的血流量减少，不利于胃肠的消化功能，所以饭后我们应尽量不运动，运动应该在饭后1～2小时为宜。

同时运动的强度要适宜，运动时以感到发热、微微汗出，运动后感到轻松、舒畅，食欲、睡眠有所改善为宜；运动的时候也应注意衣物的加减，避免受寒而致病情加重。

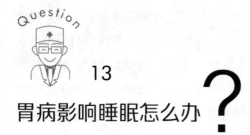

13

胃病影响睡眠怎么办 ?

据说，世界上最幸福的动物是生活在澳大利亚的考拉，因为它们每天的睡眠时间达22个小时，清醒的时候，它们大部分时间是用来吃东西。而据德国一项科研得到的数据，如果以平均寿命78岁计算，一个人一生有24年时间在睡觉。所以睡觉被称为"人生头等大事"。

睡一个好觉对于我们来说真的特别重要，因为充足的睡眠能使大脑和身体得到休息。然而，睡一个好觉，对于许多胃病患者有时却不那么容易。究其原因，主要是夜间迷走神经兴奋，胃酸分泌增多，当胃酸侵犯胃黏膜时，会导致那些原本就有胃黏膜损伤的患者上腹部疼痛加重。这就是"胃不和则卧不安"。

胃病影响睡眠，同时睡眠也影响胃病。对于胃病患者，失眠、熬夜会导致阴液亏虚，出现阴虚火旺的症状。相信很多熬夜的人都会有口干的体验，而熬夜之后也是面色晦暗，这些都是阴虚的表现。当熬夜导致的阴虚表现在胃时，胃的阴液不足，食物得不到足够的津液腐熟，便易出现食后胃脘部嘈杂、胀满、隐痛。另外，睡眠不足，胃肠道得不到休息，胃黏膜的修复也不能顺利进行，久而久之，胃黏膜会糜烂、溃疡，甚至发生胃肠道肿瘤。

睡眠是一个人最真实、最接近生命之初的状态。中医认为，人与自然相对应，自然界昼夜交替，人也应该遵循自然法则，做到"日出而作，日落而息"。所以人尽量别熬夜，尤其是胃病患者，最好在晚上11点前睡觉。消化性溃疡及胃食管反流患者，还要在医师的指导下正确用药。

对于那些失眠的患者，我们有如下建议。

1 培养良好的睡眠习惯，营造良好的睡眠环境

制定作息表，每天按时睡觉，按时起床。即使有时夜间睡眠不足，次日清晨也不可睡懒觉；睡前不喝浓茶、咖啡，也尽量不做脑力劳动；室内光线尽量暗，营造一个安静、舒适的睡眠环境；晚餐宜早不宜迟，也不可过饱，晚餐过饱，不仅胃肠得不到休息，还可反射性引起睡眠障碍。

2 保持良好的心情

工作挫败、学习压力、家庭矛盾等导致的坏情绪若是未能得到有效的控制和消除，就会通过影响内分泌及免疫系统，致使体

内环境失衡，造成大脑和某些器官功能障碍，从而发生失眠和躯体疾病。

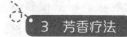

3 芳香疗法

芳香疗法是指利用植物的精油防治疾病的方法，把植物精油喷洒在枕巾上，或者用于洗浴和按摩，宜人的芳香会减轻焦虑和抑郁。常用于芳香疗法的有薰衣草、柏子油、黄春菊、玫瑰汁等。

4 针灸疗法

针灸可通过改善神经递质释放来治疗失眠，其对神经系统的功能有双向调节作用，能抑制上行激活系统，激发上行抑制系统，从而治疗失眠。常用的针灸穴位有内关、神门、足三里、安眠穴等。

5 耳穴疗法

耳穴疗法是指在耳穴表面贴压颗粒状药物或磁珠，施加适度的按、揉、捏，使其产生酸、麻、胀、痛等刺激，以治疗疾病。中医理论认为，耳廓经络是全身经络的连续部分，并与全身各脏腑联系紧密，耳压疗法治疗失眠可起到调和阴阳、扶正祛邪、疏通经络等作用。常用治疗失眠的耳穴有神门、内分泌、肝、胆、胃等。

Question

14

胃寒证与胃热证该如何调理

---

1 胃寒证

　　胃寒证多由外来寒邪直接侵犯胃腑或过食生冷、寒邪停聚胃腑而发病。胃寒证可分为胃实寒证和胃虚寒证。

胃实寒证

　　胃部突然冷痛，疼痛剧烈，口淡不渴，甚至有头痛、骨节肌肉酸痛，舌质淡，苔白厚。病情轻者，用热水袋外敷，或喝热水、姜汤，或服用加味藿香正气丸即可。病情较重者，则需要内服中药温阳散寒，常用中药有干姜、高良姜、胡椒、花椒、桂枝等。

🩺 胃虚寒证

病程较长，口泛清水或酸水，四肢不温，口淡不渴，小便清，大便烂，腹部稍受凉或饮食稍不注意就会发病，舌淡，苔白。其胃痛轻则绵绵不已，重则剧痛，遇寒加剧，得温痛减。中医在治疗胃虚寒证时常在健脾益气药物基础上加一些温阳的药，如干姜、花椒、胡椒、桂枝等。生活中可选用辛温、甘补的食物。辛有发散、行气行血之功，能祛除寒邪；甘能补、能和、能缓，脾胃本虚，选用性甘的食物有补益的效果。但补益之品多有滋腻之性，辛甘合用，能做到"辛温而不伤正，补益而不滋腻"。常见温性食物有韭菜、刀豆、芥菜、香菜、香花菜、南瓜、木瓜、高粱、糯米、杏仁、栗子、大枣、胡桃仁、鳝鱼、虾、鳙鱼、鲢鱼、草鱼、海参、鸡肉、羊肉、狗肉、猪肝、猪肚等。

2 胃热

胃热，多由邪热犯胃，偏食辛辣厚味、助火生热或气郁化火所致。胃热可分为胃实热证和胃虚热证。

🩺 胃实热证

大多表现为胃部疼痛或有灼热感，伴有口臭或牙龈肿痛，口舌生疮，大便干结，心烦失眠，舌红苔黄，脉滑数。常用中成药牛黄解毒片、三黄片等应急治疗。中医辨证常予金银花、石膏、芦根、虎杖、牡丹皮、栀子、大黄等泻火、清热、解毒的药物。家庭煲汤可选用崩大碗、蛇舌草、蒲公英、火炭母等辅助治疗。

胃虚热证

表现为胃部不适，口腔溃疡，劳累后或熬夜后加重，口臭，大便干，口干不想喝水，舌淡胖稍嫩红，脉细数等。中医辨证常选用养阴清热或益气清热类药物，常用中药有生地黄、石膏、麦冬、太子参、沙参等。家庭煲汤时可用生地黄、麦冬、沙参、五爪龙等。

3 胃寒与胃热的饮食禁忌

胃寒

慎食生冷食物，如生鱼片、绿豆、柿饼、生番茄、梨、生萝卜、生藕、蟹等。多食温热食物，如羊肉、牛肉、银耳、红枣、核桃、红糖、茴香、红茶等。

胃热

慎食辛辣、刺激性食物，如花椒、茴香、丁香、桂圆、白豆蔻等。多食清淡食物，如绿豆、萝卜、冬瓜、山药、莲子、苦瓜等。

无论是胃寒还是胃热，都要做到饮食习惯健康，注意日常保健，这样才能养胃、护胃。

Question

15

胃食管反流该如何调理？

胃食管反流俗称"烧心"，是由于食管下段括约肌功能失调，导致胃和（或）十二指肠内容物反流至食管，引起泛酸、烧心等临床症状，部分可引起食管黏膜损伤的一种疾病。近年来，随着生活习惯和饮食结构的改变，我国的胃食管反流患病率有明显增加的趋势，在北京、上海两地进行的一项流行病学问卷调查显示患病率为5.77%，广东省的患病率则为2.30%。

胃食管反流的病情轻重有别，但病情易反复，对于这样一种顽固性的疾病，仅靠药物治疗是不够的，需要患者从饮食、生活上密切配合。

多食低脂肪、易消化食物，少食会促进胃酸分泌的食物

脂肪能增加食管黏膜对胃酸的敏感性，降低食管中下段括约肌的张力，使胃食管反流的病情加重。不仅如此，脂肪还能延缓胃的排空、刺激胃液分泌，间接增加胃食管反流的机会。饮食中每日脂肪摄入量应少于35克。含油量高的食物和油炸食物是日常生活中常见的脂肪含量高的食物，包括核桃、芝麻、花生、肥肉、动物内脏、黄油、奶油制品等。另外，需注意不宜进食过饱，以保证胃及时排空，减少反流。过冷、过热、过酸、过辣的食物对胃黏膜有明显刺激，能增加胃液分泌，加重胃食管反流，饮食中应适当限制。清淡、柔软的食物对胃和食管刺激性小，可适当食用。

多食富含纤维素的食物，少食腌制食品

富含纤维素的食物能减少胃内亚硝酸盐和一氧化氮的形成，从而减少反流。研究发现，每周进食腌制品3次的人群发生胃食管反流的风险较从不食用腌制品的人群高。

细嚼慢咽，避免深夜进食

食物会对胃和食管连接处的肌肉形成强烈刺激，而且吃的东西越多、食块越大，对食管的刺激就越大，较大的食块在胃内停留的时间较长，会导致胃排空缓慢，增加胃食管反流风险。因此应尽量反复咀嚼食物，少量多次进餐。吃饱后，腰带适当放松，可减轻腹压，有利于胃的排空，进而减少胃酸的反流。

由于胃的排空一般需要3~4小时，因此如果睡前进食，胃中食糜不能及时排空，容易造成反流，且躺着更易加重病情。

2 日常生活

适当垫高枕头

很多胃食管反流患者有不同程度的睡眠障碍，尤其是平躺的时候，食管和胃处于同一个平面，胃酸由于重力的作用，更容易反流至食管，使烧灼感加重，影响睡眠。预防方法有：

◎选用15~20厘米高的枕头，使头高于胸，形成食管高、胃低的高度差，利用重力防止胃酸反流。

◎如果胃食管反流发作频繁，睡觉时可尽量选择左侧卧位，因为胃是在身体偏左位置，左侧卧时，胃的位置会比较低，这也是在利用重力减少胃酸反流。

减肥

肥胖可使腹内压增加，使胃排空难度增加，胃酸从而更容易进入食管，加重病情，因此胃食管反流患者应减肥。

保持良好情绪

中医认为经常烦躁恼怒、郁闷不乐可使肝失疏泄、气机不畅，日久则肝郁化火，造成肝火犯胃，胃气上逆，从而会加重泛酸、烧心症状，所以保持良好情绪对于预防胃食管反流有重要意义。

16

慢性胃炎该如何调理？

慢性胃炎是指以胃黏膜非特异性慢性炎症为主要病理变化的慢性胃病，分为慢性浅表性胃炎、慢性萎缩性胃炎和慢性肥厚性胃炎，其症状常见上腹痛、食欲减退、餐后饱胀、食少易饱。慢性胃炎常常由下列原因引起：幽门螺杆菌感染、不良饮食习惯、嗜烟酒、工作压力大、情绪不畅或者环境过于寒冷。

1 饮食调理

慢性胃炎的饮食须三餐规律、充分咀嚼，忌暴饮暴食，多吃新鲜、营养的食物；饮食宜细软、易消化，避免刺激性食物。

中医将慢性胃炎按照其症状特点分为不同的证型，常见的有肝气犯胃型、脾胃虚寒型、胃阴亏虚型。不同证型的患者可选用不同的食物和中药进行调理。

◎**肝气犯胃型**：陈皮、砂仁、紫苏、玫瑰花、佛手、萝卜、桃仁、山楂等。

◎**胃阴亏虚型**：山药、乌梅、石斛、沙参、麦冬、马铃薯等。

◎**脾胃虚寒型**：人参、羊肉、生姜、猪肚、山药、砂仁等。

2 艾灸调理

在日常生活中，慢性胃炎还可以艾灸神阙（肚脐）和足三里这两个穴位进行调理。

艾灸神阙

方法：把姜切成厚约3毫米的薄片，再用针在姜片上扎些小孔。患者仰卧，先把干燥食盐填平肚脐眼，把姜片放在肚脐上方，然后把艾炷点燃后，放在姜片上，连续灸3个艾炷。

功效：温元阳、调脾胃、补肝肾、益气血，对于腹胀、肝郁、消化不良等有很好的防治作用。

艾灸足三里

方法：一般进行温和灸，操作时将艾条一端点燃，对准足三里（足三里位于外膝眼下四横指、胫骨边缘），距0.5~1.0寸进行熏灸，使患者局部有温热感即可，一般左右两侧穴各灸10~15分钟，以皮肤稍呈红晕为度，隔日施灸1次，1个月10次左右。

功效：健脾和胃、消腹胀、助消化。

耳穴调理

按摩耳朵可以达到疏通经络、运行血气，预防和治疗慢性疾病的目的。慢性胃病可采用直接搓耳根法。用手指揉搓前后耳根，共3～5分钟，以耳根红热为度，此法可以活血通络，调和脾胃。也可在耳穴表面贴压颗粒状药物或磁珠，施以适度的按、揉、捏，使其产生酸、麻、胀、痛等刺激，可选用的耳穴有神门、胰、胆、肝、内分泌、胃、肾上腺、交感等。

值得注意的是，很多对胃有刺激的药物，如阿司匹林、吲哚美辛、利血平等，若是长期使用会导致慢性胃炎及消化性溃疡，应慎用！如必须服用，需在医师指导下使用。

急性胃炎该如何调理？

急性胃炎是由多种病因所引起的急性胃黏膜炎症。临床上发病急，表现为上腹不适、疼痛、厌食、恶心呕吐、泛酸嗳气，甚至呕血等。胃镜表现为胃黏膜充血、水肿、糜烂、出血及有炎性渗出物等一过性病变。其病变可以仅局限于胃底、胃体、胃窦的任何一部分。急性胃炎一般分为单纯性胃炎、腐蚀性胃炎、感染性胃炎、化脓性胃炎和急性出血性糜烂性胃炎，其中腐蚀性胃炎、化脓性胃炎和急性出血性糜烂性胃炎病情急，或伴有胃壁坏死和穿孔，而单纯性胃炎和感染性胃炎多由暴饮暴食或食用不洁食物引起。

急性胃炎轻症患者，在发病后最好禁食一两

餐，之后改食粥、面条等易消化的食物；急性胃炎患者会出现胃肠道发酵、胀气的状况，在饮食中应避免食用容易产气的食物，如牛肉、萝卜、牛奶，尤其是豆类，豆类中所含物质约一半是不能被人体吸收的棉籽糖和水苏糖，这些物质进入大肠后可被微生物发酵产生气体。禁饮用各种含酒精或会产气的饮料，忌食油腻、辛辣、生冷食物。

对于急性胃炎重症患者：

◎在急性发作期要卧床休息。有大量呕吐及腹痛、腹泻剧烈者应暂时休息，待呕吐、腹泻停止12～24小时后，积极补充水分。急性胃炎患者补充水分时，不能一味地补充白开水，而应该适宜饮用含盐的电解质溶液，待症状缓解后，进食一定流食，次数一般为6～7餐，可选用温热的米汤、稀藕粉、杏仁茶、莲子粉、豆腐脑、稀小米粥以补充水分和钠，改善脱水，也有利于毒素的排泄。

◎病情好转后，可予无刺激、少渣半流质饮食，食物要细软，易于咀嚼和消化，营养要充足均衡，同时注意补充维生素、蛋白质及盐，每天5～6餐。可选择皮蛋瘦肉粥、鸡蛋羹、面条、肉末等，并适量进食一些香蕉、葡萄等水果。

◎恢复期，食物应细软、易消化，含粗纤维少，不引起胀气，每天4～5餐，主食可选择软米饭、花卷、面包、花卷、馒头，副食可增加一些肉类，以补充蛋白质、增加机体的抗病能力。

18

消化性溃疡该如何调理 ?

消化性溃疡包括胃溃疡和十二指肠溃疡。消化性溃疡多表现为上腹痛，确诊主要依赖胃镜检查。消化性溃疡发病的主要原因是幽门螺杆菌感染、长期服用阿司匹林等非甾体抗炎药或泼尼松等激素类药物、精神情绪紧张、不良生活习惯（如吸烟、饮酒、嗜饮浓茶等）。但溃疡最终的发生是胃酸、胃蛋白酶对胃黏膜自身消化的结果。由于胃蛋白酶活性主要受胃酸的制约，因而在探讨消化性溃疡时，主要考虑胃酸的作用。

1 饮食调理

消化性溃疡不同分期，有不同的饮食禁忌。

溃疡合并出血时，应严格禁食；溃疡急性期或出血刚止时，饮食应以流质、易消化的软食为主；溃疡恢复期和抗酸治疗的同时，无须过分限制饮食，应三餐规律，清淡饮食，适当加强营养。消化性溃疡也有一些不同于其他胃病的饮食调理原则，以下几点值得注意：

◎少吃富含纤维素的蔬菜，如韭菜、豆芽、小白菜、芥菜、菠菜、苋菜、甜菜等。胃溃疡患者由于胃黏膜有损伤，因此应尽量减少对胃黏膜的物理性刺激。

◎忌吃糯米食品。糯米中所含淀粉为支链淀粉，在胃肠中难以消化水解，黏性也较大，消化性溃疡患者食用糯米后，往往会使疼痛加重，甚至诱发穿孔和出血。

◎消化性溃疡患者胃酸分泌量一般高于正常人，所以应尽量避免过多食用会引起胃酸分泌增多的食物，如肉类、水果、浓茶、咖啡、粗粮等。

◎消化性溃疡患者有胃黏膜受损的表现，所以应慎服会造成胃黏膜损伤药物，如阿司匹林、地塞米松、吲哚美辛等，这些药物会加重胃溃疡患者的病情。如果因疾病需要一定要服用，应配合其他辅助药物，或在饭后服用，以减少对胃的不良刺激。食物中，应注意增加优质蛋白质和维生素C，以保护胃黏膜。

◎少量多餐并不适用于消化性溃疡患者。因为食物进入胃内会刺激胃酸分泌，分多次进餐，会使溃疡面不断受到胃酸腐蚀，所以对于消化性溃疡患者，平时在定时定量的基础上，应控制进食次数，以每日不超过5次为宜。

2 生活习惯方面

◎应戒掉不良的生活习惯，如过度熬夜、过度劳累，避免精神压力过大，因为这些情况均可使胃酸分泌亢进，诱发消化性溃疡，或使胃动脉功能性挛缩，造成胃黏膜缺血缺氧。而适当的运动如散步、慢跑，保持良好的心情，能改善胃肠的血液循环，促进新陈代谢，促进食物的消化和营养成分的吸收。

◎注意保暖。消化性溃疡在冬季容易复发。中医认为"寒性凝滞，血瘀气滞，而伤脾胃"。现代医学认为，寒冷会刺激中枢神经系统冷觉中枢，使内脏自主神经机能紊乱及失调，致使胃酸分泌增多，胃部痉挛缺氧、缺血，从而引起疼痛和炎症，尤其是原来愈合的溃疡面会因为血液循环差而炎症复发。

◎消化性溃疡患者，睡觉前可用两手顺时针按摩全腹部，反复40～80次，以帮助消化，促进胃肠蠕动，增加血液供应，对治疗有良好的辅助作用；还可按揉足三里，中医讲"肚腹三里留"，足三里是调整消化功能的一个重要穴位，坚持每天按摩足三里10分钟，能有效改善肠胃功能。

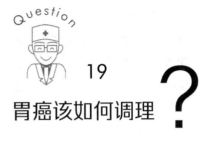

Question

19

胃癌该如何调理**？**

　　胃癌早期无明显特异症状，其临床症状与胃炎、胃溃疡等胃的慢性疾病相似，临床表现可见上腹痛或不适、消瘦、食欲减退、恶心呕吐、出血或黑便。幽门螺杆菌感染和饮食不当是胃癌的主要致病因素。从中医的角度来看，饮食不节、七情内伤、脏腑亏损是胃癌的主要病因病机，因此胃癌患者也应从这几方面进行饮食及生活调理。

1 饮食方面

进食高营养、清淡易消化的食物，少吃烟熏、油炸、高盐食物

胃癌是一种消耗性的疾病，再加上胃癌的治疗常会导致食欲不振、恶心呕吐等症状，因此胃癌患者常常出现营养不良，需要多进食一些含优质蛋白质的食物，如牛奶、鸡蛋、鱼类、豆类等。烟熏及油炸食物可促使胃癌发生，高盐饮食可造成胃黏膜损伤，使胃黏膜易感性增加或协同致癌，因此均应少食。可多食大蒜、胡萝卜、木耳、芦笋、海参、洋葱、香菇、甲鱼、黄豆、黄芪、灵芝等有一定抗癌作用的食物。

预防幽门螺杆菌感染

幽门螺杆菌是引起胃癌发病的一个重要原因。预防幽门螺杆菌感染的关键是把好"病从口入"这一关，注意饮食卫生，饭前便后洗手，集体用餐时采取分餐制和公筷是非常重要的预防措施。此外，家里有幽门螺杆菌感染者时应采取分餐方式进食。

2 生活方面

避免不良情绪刺激

有研究认为：C型行为（C即癌症的英文Cancer缩写）是一种容易发生癌症的行为模式，其特征是常常压抑自己的情绪，特别是压抑怒气，怒而不发，也不善于疏导自己的情绪；在性格上好压抑自己，忍让、过分谦虚、过分依从社会，回避矛盾。当知道自己得了胃癌之后，又悲观失望，消极甚至毫无求生的欲望，

"哀莫大于心死"，这样的患者失掉了生存的希望，其存活时间大大短于乐观积极的患者。因此及时调整心态，树立信心，顽强生活，保持乐观，积极求治，把注意力转移到治病求医的方面，尤为重要。

体育锻炼

可进行一些简单轻松的体育锻炼，如散步、慢跑及打太极拳等，以疏通经络、调和气血、平衡阴阳，消除焦虑情绪，树立战胜疾病的信心。

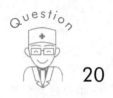

20

功能性消化不良该如何调理？

　　肖老师是一位中学老师，平常工作比较紧张，一日三餐都是急匆匆完成的，平时经常觉得左上腹有隐痛感，餐后加重，有时还会觉得恶心，因为工作比较忙，肖老师一直没有去看医生。直到最近晚上上腹部痛得睡不着觉才去医院，做了B超、胃镜、验血等检查，结果都没有明显异常，医生考虑是功能性消化不良，这究竟是怎么回事呢？

　　消化不良是指一组表现为上腹部疼痛或烧灼感、餐后上腹饱胀、有早饱感的症候群，可伴食欲不振、嗳气、胃灼热、泛酸、恶心或呕吐等。消化不良从病因上可分为器质性消化不良和功能性消化不良，器质性消化不良可由各种疾病引起，其中以消化性溃疡和胃食管反流最为常见，排除这些器质性病变及其他系统性、代谢性疾病，且消化不良症状超过6个月才能诊断为功能性消化不良。功能性消化不良大多病因不清，有研究认为可能与胃酸分泌、胃排空和运动功能异常、内脏高敏感性、幽门螺杆菌感染、精神心理因素等有关。

功能性消化不良是最常见的消化系统疾病之一，不仅消耗大量的医疗资源，还严重影响患者的生活质量，除了常见的消化道症状，功能性消化不良还能引起焦虑、抑郁、睡眠质量的下降。

功能性消化不良属中医痞满、胃脘痛、积滞范畴，辨证可分为脾胃虚弱、肝郁脾虚、气滞血瘀、脾虚食积、寒热错杂等证型。中医认为本病多由禀赋不足、脾胃虚弱，饮食不节、食滞胃脘，情志不畅、肝气郁结，内伤外感、湿热中阻，日久失治、寒热错杂或虚火内盛、胃阴不足等所致。常用的方剂有半夏泻心汤、和胃汤、四君子汤、柴胡疏肝散、香砂六君子汤等，针灸常取中脘、内关、足三里等穴位进行治疗。

食疗方面，可根据自身情况选择砂仁、萝卜、胡椒、生姜、羊肉、鲜橘子等食材。在日常生活中，功能性消化不良的患者应该注意以下几个方面：

◎要常吃清淡易消化的食物，少吃太甜、太咸、辛辣油腻的食物，不要用汤水泡饭，进餐时避免焦虑，保持轻松愉快心情，切忌贪快，应该细嚼慢咽。

◎吃饭的时候要专注，不能一边吃饭，一般看电视、读报纸、玩手机等。

◎一日三餐要定时定量，必要时可以少量多餐。

◎衣着适当宽松，不要穿紧束腰腹的衣裤进餐。

◎饭后不要马上吃水果、喝水、洗澡、运动、阅读、开车等，中间至少应隔1小时。

◎适当进行体力劳动和体育锻炼，增强体质，提高抵抗能力，尽量不要选择对抗性运动。

◎保持心情的舒畅，精神焦虑者可通过交谈、运动、听音乐、习书画等渠道缓解情绪。

21

胃大部分切除术后该如何调理？

中医认为，脾胃同属中焦，相互络属，构成表里关系，同为气血生化之源。胃主受纳，脾主运化，共同完成饮食物的受纳、消化及水谷精微的吸收，从而滋养全身，故又称脾胃为后天之本。

胃大部分切除后，食物的消化吸收和运化功能都受到影响，会有胃脘胀痛、呕吐、纳呆食少等表现。脾胃受损，水湿不化，可见便溏、气虚、排便无力，有时可导致便秘。胃大部分切除术后气血俱伤，可兼见气滞与血瘀。临床上胃大部分切除术后中医的调理常以健脾扶正为主，常用的中药有人参、白术、茯苓、甘草、大枣、党参、淮山药、黄芪、当归、熟地黄、枸杞子、阿胶等，常用的食物有猪肝、猪血、猪肉、奶制品、豆类、大米、红糖、菠菜、花生、牛肉、羊肉、鸡肉、黑芝麻、胡桃肉、龙眼肉、红糖、赤小豆等。

除此之外，胃大部分切除术后，由于胃的结构发生变化，功能也受到影响，因此常常会出现各种并发症，针对不同的并发症有不同的饮食预防措施。

1 倾倒综合征

胃大部分切除术后，由于失去胃幽门控制，胃内食物可骤然倾入十二指肠或空肠。由于缺少各种消化液的稀释，肠内容物为高渗状态，会促使肠壁血管中的水分流入空肠，使空肠膨胀，同时全身循环血量减少，引起上腹饱胀不适、恶心、呕吐、头晕、乏力、心慌，并伴有腹泻，甚至出现面色苍白、脉搏加快、血压升高等。倾倒综合征的预防：

◎多次进餐，每次进食少量食物；

◎干稀食分开，可先吃稀后吃干，使食物缓缓入胃，少喝汤；

◎进餐时采取半卧位，或者餐后平卧20～30分钟。

2 低血糖综合征

可在饭后1～2小时出现，由于食物迅速进入空肠，使葡萄糖很快被吸收进入血液形成高血糖，血糖过高又刺激胰岛素分泌增加，最后导致血糖过低，形成低血糖综合征。预防低血糖综合征应限制每餐糖类摄入量，其他饮食原则同倾倒综合征。

3 消瘦

胃大部分切除术后，胃液分泌减少，胃对食物的初步消化功能减退，食物进入小肠，小肠的蠕动加快，又缩短了食物的吸收时间，导致蛋白质等大量营养物质流失，所以在饮食中应供给高热量、高蛋白、高维生素、适量脂肪、易消化的饮食，如牛奶、鱼类、猪肉类等。

4 贫血

正常情况下，食物中的铁被胃内盐酸溶解（将三价铁转化成可溶性二价铁），然后在小肠上部被吸收，胃大部分切除术后，残胃过小，胃液不能与食物充分混合，铁不能被完全转化，从而导致缺铁性贫血。还有一些患者偶见巨幼红细胞性贫血，这主要是由于胃切除术后内因子分泌减少，盐酸缺乏，使维生素B_{12}吸收发生障碍所致。因此，术后患者可多选含铁高的食物，以预防贫血，如大豆、动物内脏等，严重贫血者可选用药物治疗。

除此之外，胃大部分切除1～2年后易发生骨软化症和骨质疏松症，这主要与胃、十二指肠吸收钙、磷障碍有关。

第八部分

胃病与其他疾病的关系

1

胃病与肝胆疾病有怎样的关系 ❓

胃病与肝胆疾病密切相关。胃与肝胆,位置相邻,生理相关。胃前壁右侧邻接左半肝,并靠近胆囊。胆总管行走于十二指肠附近,开口于十二指肠乳头处。胃的静脉,均汇入肝门静脉系统,流经肝脏,利于胃内吸收物质的消化与解毒。

另外,肝脏作为人体最大的腺体器官,可分泌胆汁,储存于胆囊中,当人体进食后,胆囊收缩,胆汁排泄入肠道,可促进食物中脂肪的吸收。胆汁的分泌受胃酸分泌的调节,当胃酸增多时,可刺激胰泌素的分泌,胰泌素又会促进胆汁的分泌。小肠黏膜可释放胆囊收缩素,胆囊收缩素可引起胆囊强烈收缩，使胆汁大量排放。但胰泌素及胆囊收缩素都可抑制胃的运动，抑制胃排空。所以，不管是位置上还是生理上，胃病与肝胆疾病都密切相关。

首先，肝胆疾病可出现胃病的相关症状，易与胃病相混淆，需要仔细甄别。当出现肝胆疾病，如慢性肝炎、胆囊炎等肝胆功能障碍时，脂肪代谢异常，此时进食油腻食物，容易出现腹胀、纳差、厌油、消化不良等胃病相关症状，早期易被误诊为慢性胃炎而得不到及时诊治。另外，肝胆与胃、十二指肠毗邻，肝胆相关炎症，如急性胆囊炎、胆管炎，也可表现为上腹痛。同时，炎症还可刺激局部神经，引起呕吐，需要与急性胃炎、消化性溃疡等胃病相鉴别。

其次，肝胆疾病易合并胃病。胆囊功能障碍，如胆囊炎、胆结石等，容易出现胆汁反流。胆汁反流可损害胃黏膜及食管黏膜，出现胆汁反流性胃炎、胃食管反流，引起上腹胀、上腹痛、烧心等症状，甚至可导致胃黏膜萎缩、胃上皮肠化生、巴雷特食管等癌前病变。肝病患者，尤其是肝硬化患者，胃食管静脉回流入肝脏受阻，可导致胃食管瘀血，常可合并胃黏膜充血糜烂、食管胃底静脉曲张、胃十二指肠溃疡，出现上消化道出血、呕血、黑便等情况。

总而言之，胃病与肝胆疾病密切相关，肝胆疾病不但易被误诊为胃病，且肝胆疾病易合并胃病。当出现腹胀、腹痛、纳差、厌油、消化不良等症状时，需要仔细鉴别。另外，因肝胆疾病易合并胃病，故在治疗肝胆疾病时，需注意适当进行护胃处理。

Question

2

哪些胃病易与心血管疾病混淆 ?

胃病与心血管疾病是一对矛盾的集合体，主要表现在诊断易混淆、治疗相矛盾上。胃与食管、心脏位置毗邻。食管走行于心脏后方，临近左心房。食管下段接胃，胃与心脏由膈肌隔开，位置邻近。因此胃病与心血管疾病容易混淆。其中胃食管反流及以上腹痛为主要症状的消化性溃疡，最容易与不典型的心绞痛、心肌梗死混淆。

典型的心绞痛，通常在劳累、活动或饱餐后出现心前区憋闷感，可伴有面色苍白、出冷汗、气喘、心率快、血压低等表现，患者常为中老年人，体型肥胖，既往有吸烟、高血压、糖尿病或冠心病等高危因素，症状一般持续3～5分钟，稍休息或服用硝酸甘油后可以缓解。典型的心肌梗死一般表现为突然发作的剧烈而持久的胸骨后或心前区压榨性疼痛。

不典型心绞痛、心肌梗死可出现与胃食管反流和消化性溃疡类似的表现，如烧心、胸骨后疼痛、上腹痛、顽固性呃逆等。因此，对于中老年人，既往有高血压、糖尿病、肥胖、吸烟等心血管高危因素的患者，如果出现胃食管反流和消化性溃疡的症状，均需常规排查心血管相关疾病，一般常规筛查心电图及心肌损害的血生化改变，这是因为心血管疾病的发展较胃病快，可危及生命，绝不能麻痹大意。

Question

3

有胃病的心血管疾病患者，可否服用阿司匹林

阿司匹林是一种非甾体类抗炎药，具有诸多好处，它不仅是心血管疾病抗血小板的良药，还具有抗炎、止痛、抗癌的效果，因此被广泛使用。但任何药物，在使用的时候都需要注意预防其副作用。阿司匹林最主要的副作用为胃肠道损伤。它能导致胃黏膜保护性屏障功能降低，黏膜下血流减少，胃黏膜修复能力减弱，导致胃黏膜损伤，增加胃黏膜糜烂、溃疡、出血的风险。另外，由于阿司匹林具有抗血小板的作用，可抑制血栓的形成，延长出血时间，因此一旦胃黏膜损伤出血，通常不易止血、修复。

那么对于有胃病的心血管疾病患者，可否服

用阿司匹林呢？答案不能一概而论。因为若不用，可能会增加血栓形成的风险，增加心血管事件风险，危及生命，且暂无有效、价格便宜的药物取代阿司匹林；若使用，则可能增加消化道出血的风险，也会危及生命。一般而言，对于急性冠脉综合征（即不稳定心绞痛及心肌梗死）、冠脉支架置入术后、有多个心血管事件高危因素（如老年、糖尿病、高血压、肥胖、吸烟、高脂血症）的患者，若胃病症状不严重，处于稳定期、无明显出血倾向，可考虑使用。若患者发生心血管事件风险低，但本身有活动性溃疡、不稳定的消化道出血，则不建议使用。

对于有胃病的心血管疾病患者，在服用阿司匹林时应注意以下问题。

1 该用就要用

阿司匹林在心血管疾病中的获益是肯定的，是预防致死性心血管事件的一级预防药物，因此不能因为担心阿司匹林导致的胃病而拒绝使用。研究发现，长期应用阿司匹林可显著减少心肌梗死事件，而同期阿司匹林导致胃病的风险远小于其获益，并未增加致死性胃病的风险。一项研究显示，11 037例阿司匹林受试者仅有1例出现致死性消化道出血，这表明阿司匹林治疗并未显著增加致死性消化道出血的发生率。服用小剂量阿司匹林（每天75～325毫克），每1000人每年仅增加大出血1.3例、消化道出血1.2例。由此可见，阿司匹林导致致命性出血的绝对风险很小。

2 预防幽门螺杆菌感染

如前所述，幽门螺杆菌感染是导致胃病的一个非常重要的致病因子。幽门螺杆菌感染可与阿司匹林协同加重胃黏膜的损伤，引起胃病。目前研究推荐，若具有消化性溃疡及并发症病史、消化道出血史、使用双联抗血小板治疗或联合抗凝治疗中1项以上者，如幽门螺杆菌阳性应予以根治，同时预防性使用质子泵抑制剂或H2受体拮抗剂；如无以上情况但符合年龄≥65岁、使用糖皮质激素、有消化不良或胃食管反流其中两项以上者，建议预防性使用质子泵抑制剂或H2受体拮抗剂。当服用阿司匹林出现消化道损伤时，需权衡获益与风险以决定是否停药，可根据损伤程度予以抑酸剂和胃黏膜保护剂、输血或胃镜下止血等治疗，对于仍需要长期治疗的患者建议检测并根除幽门螺杆菌。

3　掌握正确的服用方法

首先，选用阿司匹林的肠溶剂型。与非肠溶剂型比较，肠溶剂型能减少60%的胃肠反应。其次，注意用药剂量，每天阿司匹林剂量最好在100毫克以下，晚饭后服用。最后，注意服用阿司匹林时，与其他药物的相互作用，如同时服用激素、消炎止痛药、退烧药，会增加对胃肠道的刺激；与肝素、华法林合用，易增加出血风险。

总之，随着阿司匹林在心血管疾病中的广泛使用，其对胃病的影响日益受到重视。我们不能因害怕阿司匹林对胃的影响而拒绝使用，而是应在使用时充分认识到它的副作用，选择合适途径，最大限度减少其副作用。

4

胃病与糖尿病有怎样的关系 ?

胃病与糖尿病密切相关，糖尿病可导致胃病发病率增加，其中糖尿病导致的胃轻瘫最为常见。糖尿病胃轻瘫是糖尿病的慢性并发症，是指无机械性梗阻的胃排空障碍，常表现为腹胀、早饱、厌食、嗳气、恶心、呕吐、上腹痛、体重减轻，不但可导致营养不良和水电解质紊乱，还可影响口服药物的吸收及血糖的调控，并可促进其他并发症的发展，患者常因反复发作而明显影响生活质量。目前的研究认为导致糖尿病胃轻瘫的原因是糖尿病使胃肠道神经受损。

患有糖尿病胃轻瘫该如何治疗呢？首先，要注意清淡饮食。食物中碳水化合物的胃排空速度最快，蛋白质次之，而脂肪的排空最慢，故需注意清淡饮食。其次，要注意休息，避免应激。人处在劳累、应激的情况下，交感神经容易兴奋，会抑制胃排空。最后，可进行药物治疗。促胃动力药、大环内酯类抗生素等对糖尿病胃轻瘫早期疗效确切，但对严重的糖尿病胃轻瘫疗效不佳，且长期服用可使药效减弱而致症状复发，还可引起锥体外系症状或菌群失调，故不宜长期服用。补充维生素B_{12}、甲钴胺、叶酸可降低体内同型半胱氨酸水平，从而缓解糖尿病胃轻瘫神经病变，改善临床症状。

中药在治疗糖尿病胃轻瘫上有一定优势。临床研究表明，益气养阴活血，兼以消积导滞、降逆止呕、清利湿热等法，不仅能改善临床症状，而且有明显降低血糖血脂、纠正代谢紊乱、改善微循环、提高神经细胞血氧供应与营养供应、促进神经损伤修复、减缓神经病变进展的作用。中成药可用达立通颗粒，其处方为：柴胡、枳实、木香、陈皮、清半夏、蒲公英、焦山楂、焦槟榔、鸡矢藤、党参、延胡索、六神曲（炒），方中柴胡、枳实共为君药，具有疏肝理气行滞、和胃降逆的功效；木香、清半夏、陈皮可行气消痞降胃逆，止恶心呕吐，辅助君药理气畅中而共为臣药；余药助君臣药疏肝和胃、行气止痛、清热解郁。

总而言之，糖尿病胃轻瘫是糖尿病的慢性并发症，是与胃动力障碍有关的胃排空障碍，对于此类患者，应注意控制血糖，予促胃动力药，以加速胃排空，并结合中医进行治疗。

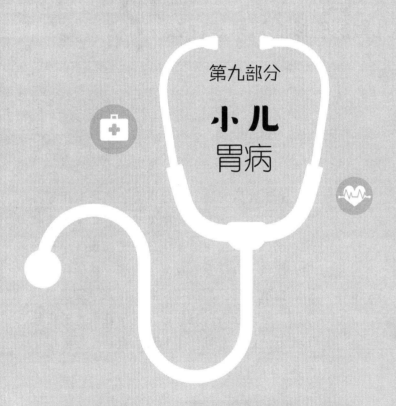

第九部分

小儿
胃病

Question

1

小儿胃病的诊治方案是什么 **?**

由于食品问题、学习压力、药物滥用等各方面的原因，小儿胃病的发病率近年来越来越高，家长在日常生活中应该要密切观察小孩的相关症状，高度警惕反复上腹痛、脐周痛、腹胀、食欲下降、黑便等症状，做到早发现、早诊断、早治疗。一旦确诊，应该在医生的指导下规范治疗。常见的小儿胃病有消化性溃疡、胃炎、消化不良等。

1 消化性溃疡

小儿消化性溃疡缺乏像成人那样的病史和体征，而且年纪越小症状越不典型，比较常见的临床表现为哭闹、厌食、呕吐、便血、呕血、上腹痛、脐周痛、腹肌僵硬、休克等。

消化性溃疡的治疗主要包括治疗并发症、根除幽门螺杆菌、抑制胃酸分泌和保护胃黏膜。小儿消化性溃疡最常见的并发症是消化道出血，由于小儿血管弹性好，对缩血管药物反应敏感，而且小儿消化道组织再生能力旺盛、修复快，因此对小儿上消化道出血的急诊处理，一般采用保守疗法、对症处理，就能较快地止血。如果患儿幽门螺杆菌检测结果为阳性，则需进行根除幽门螺杆菌治疗。根除幽门螺杆菌使用的是三联疗法，即用一种质子泵抑制剂或一种胶体铋剂加上两种抗生素，其中胶体铋剂可保护胃黏膜。有资料显示，成人长期、大剂量应用铋剂可对脑部和肾脏造成损害，有的抗生素如呋喃唑酮有神经毒性，长期、大剂量应用可致多发性神经炎，因此，儿童应严格掌握剂量和疗程。抑制胃酸分泌主要有H2受体拮抗剂（常用的有雷尼替丁、法莫替丁、尼扎替丁等）和质子泵抑制剂（常用的有奥美拉唑、兰索拉唑、泮托拉唑、雷贝拉唑、埃索美拉唑等）。

2 胃炎

胃炎指的是胃黏膜的炎症，一般通过胃镜确诊，小儿胃炎的主要症状是腹痛，急性胃炎伴有发烧或呕吐，慢性胃炎则主要是肚脐周围或上腹部长期间歇性疼痛。小儿胃炎的原因有多种，临床上须根据不同的病因采用不同的治疗方法。过敏引起的急性胃炎，主要表现为腹泻、呕吐，治疗方法是通过过敏原检测，明确过敏原并停止接触，同时进行抗过敏治疗。由细菌感染引起的胃炎，主要表现为上吐下泻、发烧腹痛，治疗上予抗炎处理。由幽门螺杆菌引起的胃炎则要进行幽门螺杆菌根治治疗；由服用非甾体药物引起的胃炎，应该马上停用此类药物。

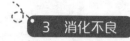

3 消化不良

　　儿童消化不良在儿童中患病率较高，多为功能性的。儿童功能性消化不良的主要症状是食欲不振、腹痛、腹胀、早饱、嗳气、恶心、呕吐、腹泻、便秘等。功能性消化不良可由多种原因造成，心理因素中学习压力大、家庭不和睦及精神紧张是最常见的原因，饮食因素中饮食不规律、喜食零食、喝碳酸饮料等为主要原因。治疗上应该在明确原因的情况下，由家长配合进行综合治疗。

2

小儿胃病该怎样进行预防和调养

小儿胃病的预防与调养可以从以下几点入手。

1 避免进食产气食品

牛奶、豆浆、蔗糖、地瓜、糯米等食品容易在胃肠道发酵，使胃肠道胀气，急性胃病期应避免食用，同时也应减少食用高脂肪含量的食物。

2 胃病后期饮食要循序渐进

胃病病情稳定、症状缓解后，可给患儿少渣半流质食物，逐渐过渡到少渣食物、软饭。饮食内容应该无刺激、少纤维，例如大米粥、小米粥、瘦肉粥、蛋花粥等。食物的温度要适中，不能太凉或太热，正如《黄帝内经》所说："热无灼灼，寒无沧沧。"

3 控制零食和饮料，避免刺激性食物

零食和饮料中含有各种添加剂，有的添加剂会刺激胃黏膜。过量食用零食和饮用饮料还会影响正餐，使饥饱不规律。油炸食物、腌制食物、生冷食物及辣椒、胡椒等刺激性食物会使胃部血管收缩，影响胃壁细胞的血液供应，使胃黏膜抵抗力降低而引起两肋胀满、上腹不适。

4 饮食规律

三餐的进食要定时，有部分小儿经常不吃早餐，这种习惯并不好。因为胃酸是夜间分泌多，白天分泌少。如果早上起来不进食，没有食物中和胃酸，过多的胃酸就会损伤胃黏膜，长期下来就会诱发胃病。消化性溃疡患者如果不吃早餐，胃酸就会刺激溃疡面，不利于溃疡的愈合。

5 适寒温

衣被要保暖，随气候变化，适时增减衣服，以防着凉而导致胃病发作。

6 慎起居、勤锻炼

除按时用药外，还要有相对固定的作息制度，规律的生活可以保证充足的休息和睡眠，促进疾病的康复。经常锻炼身体，能增强体质，提高抗病能力，运动还可以促进胃肠道的蠕动和胃液分泌。

7 畅情志

要保持情绪乐观，过度的忧愁、悲伤、紧张都能导致胃病的发生，因此要经常保持心情愉悦，避免患得患失、焦虑、紧张、忧伤等不良因素的刺激，避免因情志不舒、肝气郁滞使胃病复发和加重。良好的沟通是愉悦情绪的开始，家长平常应多与小孩沟通，使小孩保持精神舒畅愉快，情绪稳定。